Mandy Goller

UrLicht9er®

Energetische Informationsübertragung

von der

Praxisorientierten Neuen Homöopathie®

zum

UrLicht9er®

SPICA
VERLAG GMBH

www.spica-verlag.de

1. Auflage, 2024

Coverbild: Katrin Lambert

Autorin: Mandy Goller
Für den Inhalt des Werkes zeichnet die Autorin selbst verantwortlich.

Gesamtherstellung: Spica Verlag GmbH

Printed in Europe
ISBN 978-3-98503-184-9

Dieses Werk ist all jenen gewidmet, die stets an mich und meine Methode geglaubt haben. Euer unerschütterliche Glaube und eure Unterstützung haben mir den Mut gegeben meinen Weg zu gehen. Dieses Buch ist ein Zeugnis unserer gemeinsamen Reise und der Kraft, die in der Überzeugung liegt. Möge es euch inspirieren, weiterhin an eure Träume zu glauben und Möglichkeiten zu erkennen, die vor euch liegen.

Inhalt

Haftungsausschluss

Die in diesem Buch präsentierte Technik kann sehr kraftvoll wirken und die Selbstheilungskräfte des Körpers anregen. Es verbessert das Immunsystem, vor allem aber bringt es Klarheit in die Ursache/n des Problems. Die UrLicht9er®-Methode stellt jedoch keinen Ersatz dar für medizinische Versorgung durch einen Arzt. Ebenso erwähnenswert ist, dass jede Person unterschiedlich stark auf diese energetische Methode anspricht. Viele spüren direkte Erleichterung, andere Klienten später oder vielleicht an Stellen, die für sie gar nicht im Fokus standen, und einer anderen Gruppe an Menschen kann ich nur sehr wenig helfen.

Die Informationen in diesem Buch sind für Ihren persönlichen Gebrauch und zur Selbsthilfe bestimmt. Das Buch wurde geschrieben, um Sie mit der Anleitung und dem Wissen zu versorgen, mit dem Sie Verantwortung für Ihr eigenes Leben, Ihre Gesundheit und Ihr Glück übernehmen können. Ebenso gibt es Ihnen eine Anleitung, um an die Grundursache Ihrer Disharmonien zu gelangen.

Das Buch basiert auf meinen Erfahrungen aus dreizehn Jahren Praxis und elf Jahren Dozententätigkeit. Hier habe ich alles zusammengefasst und konnte trotzdem nur einige Beispiele angeben. Energetische Arbeit, so wie ich sie betreibe, inklusive der Ursachenforschung, ist so individuell und vielschichtig, dass man sie erleben muss, um sie wirklich im Detail verstehen zu können.Trotzdem versuchte ich mit diesem Werk Ihnen, meine sehr verehrten Leserinnen und Leser, die wichtigsten Werkzeuge in die Hand zu geben.

Hier der vom Gesetz vorgeschriebene rechtliche Haftungsausschluss:

Konsultieren Sie einen Arzt, wenn Sie verletzt sind oder an Krankheiten leiden. Diese Publikation präsentiert lediglich die Meinung der Autorin, die auf ihrem Wissen, ihrer Erfahrung und ihrer Überzeugung basiert. Die hier dargestellten Techniken und Theorien entsprechen nicht dem wissenschaftlichen Konsens. Ergebnisse hängen von der jeweiligen Situation des Einzelnen ab und können abweichen. Die UrLicht9er®-Methode funktioniert nicht für jeden. Sie nutzen alle Informationen und Techniken in diesem Buch auf eigene Gefahr, aus eigener Kraft und aus freiem Willen.

Rechtliche Hinweise

Dieses Buch versorgt Sie mit Informationen über das angegebene Thema. Während alles getan wurde, um Ihnen die hier zugrunde liegenden Informationen so strukturiert und verständlich wie möglich aufzubereiten, übernehmen weder der Autor noch der Herausgeber Verantwortung für Fehler, Auslassungen oder Fehlinterpretationen des Themas.

Diese Veröffentlichung basiert darauf, dass weder der Herausgeber noch der Autor medizinische Dienste leisten. Wenn Sie an einer behandlungsbedürftigen Krankheit leiden, sollten Sie einen Arzt konsultieren. Der Käufer oder Leser dieses Buches übernimmt die alleinige Verantwortung und Haftung für die Anwendung der hier dargestellten Methode.

Zweck dieses Buches ist die Aufklärung. Mögliche Übereinstimmungen mit bestimmten Menschen oder Organisationen sind unbeabsichtigt.

Die Informationen in diesem Buch sind kein Ersatz für einen Arztbesuch. Es wird nicht beabsichtigt, Krankheiten konkret zu behandeln oder zu diagnostizieren. Wenn Sie sich in therapeutischer Behandlung befinden, fragen Sie Ihren Arzt oder Therapeuten, bevor Sie Änderungen vornehmen oder in diesem Buch beschriebene Techniken oder Meinungen anwenden.

Vorwort

Bevor Sie, meine sehr verehrten Leserinnen und Leser, dieses Buch lesen, möchte ich mich kurz bei Ihnen vorstellen und Ihnen den Aufbau des Buches näherbringen.

Mein Name ist Mandy Goller. Ich bin glücklich verheiratet und habe mit meinem Mann drei wunderbare Kinder. Wir besitzen in der Kleinstadt Falkenstein ein Mietshaus mit äußerst angenehmen Mietern, die genauso schwingen wie wir, weshalb in unserem Haus eine angenehme Atmosphäre herrscht und sich bei uns jeder wohlfühlt. In diesem Haus befindet sich neben unserer Wohnung auch meine Praxis. Eine Etage darüber vermieten wir eine Ferienwohnung. Unsere Feriengäste spüren die gute Energie des Hauses ebenso, weshalb viele von ihnen inzwischen Dauerferiengäste geworden sind.

Meine Ausbildung, um die Praxisorientierte Neue Homöopathie® nach Erich Körbler ausüben zu können, absolvierte ich 2010 in Berlin bei Johanna Gräf Petzold. Zwei Jahre später bildete mich der Heilpraktiker Hans Pollin in Stuttgart / Esslingen zur Dozentin dieser Methode aus. Ab diesem Zeitpunkt konnte ich die Praxisorientierte Neue Homöopathie®, kurz PraNeoHom®, auch unterrichten. Ein optimaler Zustand, da ich Grundschullehrerin bin und mir das Unterrichten im Blut liegt. Mein Talent ist es, Menschen etwas beizubringen, ihnen etwas zu erklären und ihnen neues Wissen zu vermitteln. Das ist es, was ich liebe und was ich tue. Auch mit diesem Buch, meine sehr verehrten Leserinnen und Leser, möchte ich Ihnen neues Wissen vermitteln und Ihnen neue Möglichkeiten der Gesunderhaltung und Harmonisierung an die Hand geben. Ich möchte Sie dazu anregen, die vorgeschlagenen Übungen im Buch auszuprobieren, aber auch neugierig machen auf mehr. Gleichzeitig, so gehe ich davon aus, wird sich Ihr Blick auf die Welt ändern.

Wie Sie bereits herausgelesen haben, werde ich Ihnen in diesem Buch verschiedene Übungen anbieten, welche Sie direkt probieren, üben und – insofern sie Ihnen gut gelingen – anwenden können. Voraussetzung hierfür ist, dass Sie eine Einhandrute besitzen. Es gibt viele verschiedene Anbieter für Einhandruten. Auch auf meiner Website können Sie eine erwerben. Sollten Sie sich eine über das Internet bestellen, können Sie nur nach Ihrem Gefühl gehen und danach, ob sie Ihnen gefällt. Besser ist es, eine Rute auszuprobieren und dabei zu testen, wie sie in der Hand liegt und – vor allen Dingen – reagiert. Ein gutes Handling und ein guter Rutenausschlag sollten die wichtigsten Kriterien beim Kauf darstellen. Möglich ist dies optimalerweise während eines Rutenkurses, bei dem auch Ruten angeboten werden.

Neben diesen Übungen erläutere ich Ihnen im Buch die UrLicht9er®-Methode sowie meinen Weg dorthin. Dabei erfahren Sie meinen Werdegang und wieso ich die PraNeoHom® hinter mir gelassen habe und nun die UrLicht9er®-Methode anwende und ausbilde.

Ich hoffe, dass Sie viel Freude und Spaß beim Lesen und Ausprobieren haben werden. Viele meiner Ausführungen werden Ihnen die Augen öffnen für die verborgene Welt der Schwingungen und Frequenzen und Ihnen somit einen Einblick geben, dass über die Schwingungsebene alles zusammenhängt, alles zusammen kommuniziert und sich gegenseitig beeinflusst. Von daher ist es für jeden von uns so wichtig, darüber Bescheid zu wissen, um sich ganz bewusst für die richtige Frequenzebene zu entscheiden.

Ich wünsche Ihnen interessante Einblicke in die unsichtbare Welt der Frequenzen! Wenn Sie Fragen, Anregungen oder eigene Erfahrungen gemacht haben, bitte melden Sie sich gern.[1]

Ihre Mandy Goller

---

1 Da ich weder Ärztin noch Heilpraktikerin bin, darf ich von Gesetzes wegen nicht behandeln und auch nicht das Wort „behandeln" benutzen. Deshalb finden Sie in meinem Buch nur das Synonym dafür – ich berate.

Die UrLicht9er®-Methode

Ich möchte Ihnen mit wenigen Worten die UrLicht9er®-Methode erklären, da mich sehr oft interessierte Menschen danach fragen, wie ich arbeite, was genau ich in meiner Praxis anbiete und wie man sich das vorstellen könne. Nachdem ich es ihnen erzählt habe, sagen viele, dass dies sehr interessant klinge, sie davon aber noch nie etwas gehört haben. Wenn die Menschen Hilfe bei alternativen Heilverfahren suchen, gehen sie im Normalfall zum Heilpraktiker oder zum Heiler. Beides bin ich nicht. Mein Medium ist die Einhandrute. Auch wenn man sich vorher immer schwer vorstellen kann, wie ich arbeite, so wird man doch während der energetischen Informationsübertragung mit einbezogen und kann jederzeit Fragen stellen oder seine Gedanken äußern. Hinterher weiß der Klient nicht nur genau, was ich getan habe, viele seiner Fragen sind für ihn auch beantwortet bzw. deutlich geworden. Vor allen Dingen konnte der Klient aber auch hinter den Vorhang schauen, ihm wurden die wahren Ursachen ebenso bewusst wie verschiedene Zusammenhänge zu anderen Lebensbereichen.

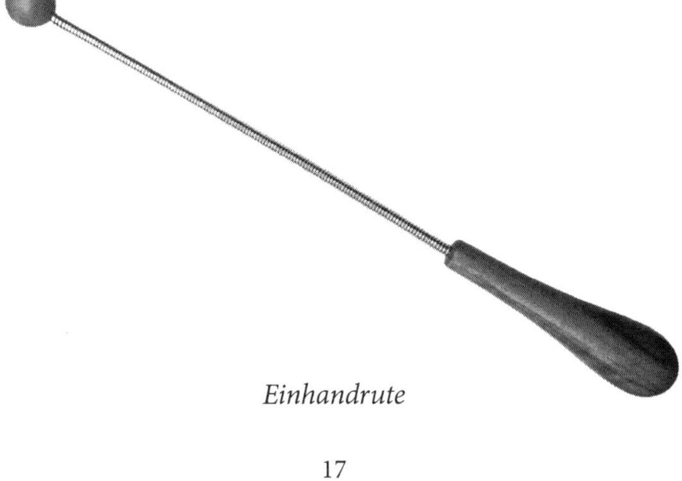

Einhandrute

Die UrLicht9er®-Methode ist so genial, weil ich individuell auf jeden Menschen eingehe, keine Beratung gleicht der anderen, jeder kann seine Fragen stellen, die ich direkt beantworte. Ich arbeite auf mehreren Ebenen und Bewusstseinsstufen gleichzeitig. Fernbehandlungen sind jederzeit möglich.

Möglich ist dies, weil alles schwingt – der Stuhl ebenso wie der Tisch, der Schrank, das komplette Gebäude, unser Herz hat eine Schwingung ebenso wie unsere Nieren, unsere Leber und wir wiederum als Ganzes. Aber auch unsere Gedanken, Worte und Träume sind Schwingungen ebenso wie alle Texte. Jeder Strich hat Energie. Dies ist auch die Begründung dafür, dass die Zeichen und Symbole eine so starke energetische Wirkung besitzen. Wenn alles schwingt, ist alles Energie. Diese Energien sind messbar. In der UrLicht9er®-Methode misst man diese Schwingungen mit Hilfe der Einhandrute in Vektoren. Die genaue Definition eines Vektors finden Sie weiter unten. Vorerst können Sie sich die Vektoren als Maßeinheit von eins bis acht vorstellen, wobei die Eins gleich der Neun ist und dem Optimum entspricht. Hier ist die Schwingung in Harmonie, man fühlt sich sehr gut. Vektor 2 ist gut, Vektor 3 okay, Vektor 4 stellt einen Zwischenraum dar – ob der Körper es noch allein schafft, wieder in die Gesundheit zu gelangen oder nicht –, ab Vektor 5 ist die Schwingung so sehr verschoben, dass man von „krank sein" spricht, noch mehr Vektor 6, 7 und 8. Es geht noch über die Acht hinaus, aber dazu später mehr. All diese Vektoren und damit die Verschiebungen der Schwingung kann ich mit der Rute messen.

Darüber hinaus ist diese Methode so genial, weil ich die Ursache des jeweiligen Problems suche und dabei häufig sogar Unterursachen finde. Möglich ist dies, weil ich mit Hilfe der Einhandrute ins Unterbewusstsein des Klienten gelange und somit dorthin, wo sich die wahren Ursachen verborgen halten.

Ich schreibe dieses Buch, um meine Methode zu verbreiten und sie den Menschen nahezubringen. Sie soll allen Menschen helfen. Helfen, in die Gesundheit zu kommen, ins wechselseitige Miteinander und um ein höheres Bewusstsein zu erlangen, was dann alles andere miteinschließt.

Wer verstehen kann, dass alles Schwingung ist, kann auch verstehen, dass es bei dieser Methode keine Grenzen gibt. Trotzdem möchte ich an dieser Stelle einige Beratungsbeispiele aufzählen, um Ihnen einen Einblick in die Vielschichtigkeit zu gewähren:

Möglich ist die *Narbenentstörung*, da bei einer Narbe möglicherweise ein Meridian durchtrennt wurde, wodurch Energiestau auf der einen Seite der Narbe und ein Energiemangel auf der anderen entsteht. Aber auch die *Entstörung von Elektrosmog*, wie Handys, Funkmasten, WLAN-Geräten oder Rauchmeldern, sind möglich, ebenso wie die *Entstörung geopathischer Störfelder*, wie Wasseradern, Verwerfungen oder Gitternetzen. All dies basiert auf dem Prinzip der Schwingungsanpassung. Ein Smartphone wirkt beispielsweise nur deshalb negativ auf uns, weil es vollständig anders schwingt als der menschliche Körper. Ändere ich nun diese Schwingung bzw. passe sie dem menschlichen Organismus an, wirkt sie nicht mehr negativ. Aber auch *Allergien, Mykosen (Pilze)* und *Schwermetallharmonisierungen* sind nach diesem Prinzip inklusive der Ursachenforschung möglich. Ebenso die *Harmonisierung von Zähnen*. Des Weiteren kann ich *Glaubensmuster umwandeln*. Beispielsweise den Satz: „Das habe ich nicht verdient!" in den Satz: „Ich bin es wert.". Aber auch die *Harmonisierung der Aura, der Chakren und der Psyche* sind durchführbar. Selbstverständlich sind auch die *Beratung von Pflanzen und Tieren* ebenso wie eine *Hausreinigung oder das harmonische Einräumen von Wohnungen* und *Häusern* machbar. Darüber hinaus lassen sich verschiedene Arten von *Ängsten*,

Phobien oder *Blockaden* lassen sich mit Hilfe der Ursachenforschung verbessern. Wie bereits erwähnt, sind dies nur einige Beispiele, unter denen Menschen leiden können, die Vielzahl der Beschwerden ist groß, sehr unterschiedlich und äußerst individuell. Genauso individuell sind aber auch die UrLicht9er®-Methode und die Ursachenforschung. Lassen Sie es darauf ankommen!

Vielleicht lernen wir uns bald persönlich kennen, wenn Sie bei mir einen Rutenkurs oder eine Ausbildung absolvieren, sich beraten lassen oder sich auf einem meiner Vorträge befinden.

Ich freue mich auf Sie!

Ihre Mandy Goller

Aber beginnen wir nun mit unserem Rundgang durch die Welt der Einhandrute. Einer Methode, welche mir erst den Weg wies, mir die Augen öffnete für die unsichtbare Welt der Schwingungen und mich die nötige Achtsamkeit lehrte. Die Praxisorientierte Neue Homöopathie® stellt nach wie vor die Basis meiner Arbeit und der Ausbildung dar.

Teil I

1. Kapitel: Das Grundverständnis der Praxisorientierten Neuen Homöopathie®

„Praxisorientierte Neue Homöopathie® ist für mich wie die Bestätigung und damit Erlösung meines unterdrückten intuitiven Wissens."

Mit diesem Satz endete meine Prüfung zur Beraterin für die Praxisorientierte Neue Homöopathie® und so begann meine Beratungstätigkeit. Wie wahr dieser Satz noch sein würde und wie sehr er mich seitdem begleitet, stellte ich erst Jahre später fest. Aber beginnen wir von vorn.

1.1. Praxisorientierte Neuen Homöopathie® – Was ist das?

Die Praxisorientierte Neue Homöopathie® ist eine Informationsmedizin, die auf den Forschungen des Physikers und Wissenschaftlers **Erich Körblers** aufbaut, der sie zu einer ganzheitlichen Methode entwickelte. Die Grundlage der Praxisorientierten Neuen Homöopathie® (PraNeoHom®) ist das physikalische Grundverständnis der Schwingung.

Alles ist Schwingung, alles ist Energie, alles besteht aus Schwingungsmustern – diese und ähnliche Sätze haben wir schon so oft gehört, bereits seit unserem Physikunterricht z. T. gelehrt bekommen und trotzdem haben sie noch nicht wirklich den Weg in unsere Köpfe gefunden. Die Forschungen in den physikalischen Instituten und die breite Masse der Menschen scheinen wie zwei verschiedene Welten zu sein. Mit diesem Buch möchte ich dazu beitragen, diesem entgegenzuwirken und eine Brücke zu schlagen – vom physikalischen Wissen zur Spiritualität übergehend zu den Menschen und damit dem Alltag – mit dem Ziel, dass dieses Wissen alle Menschen für ihre Gesundheit, ihr Wohlbefinden und ihre grundeigenen Bedürfnisse nutzen können.

Die bekanntesten renommierten Institutionen und Forschungseinrichtungen, die sich mit Physik und insbesondere der Quantenphysik befassen, sind CERN, MIT, Caltech, das Max-Planck-Insitut und die Harvard Universität, um die fünf größten zu nennen. Es gibt viele weitere Institutionen auf der ganzen Welt, die sich intensiv mit Physik und Quantenphysik beschäftigen. Dabei ist CERN das weltweit größte Forschungszentrum für Teilchenphysik, das den berühmten Large Hadron Collider (LHC) betreibt. Dieser ist der leistungsstärkste Teilchenbeschleuniger der Welt. Seine Hauptaufgabe besteht darin, Protonen auf nahezu Lichtgeschwindigkeit zu beschleunigen und dann bei extrem hohen Energien kollidieren zu lassen. Diese Protonenkollisionen ermöglichen es den Wissenschaftlern, die fundamentalen Bausteine der Materie und die grundlegenden Kräfte des Universums zu erforschen.

Doch was soll die Masse der Menschheit mit diesem Wissen anfangen? Diese Entdeckungen müssen heruntergebrochen werden, damit sie in den Alltag integrierbar sind. Deshalb möchte ich damit beginnen, das Wort „Spiritualität" zu definieren, da es im aktuellen Sprachgebrauch häufig negativ deklariert wird. Laut dem Online-Lexikon für Psychologie und Pädagogik bedeutet Spiritualität „… eine Form von Geistigkeit als Gegensatz zum rein rationalen Denken … spirituelle Erfahrungen sind für viele Menschen tiefgehende Zustände, die starken Einfluss auf ihr Leben haben, wobei Spiritualität vor allem das Gefühl vermittelt, dass etwas größer ist als man selbst … wobei gar nicht immer Religion im Spiel sein muss, denn solche Erfahrungen können sich auch in dem Gefühl äußern, eins mit der Natur oder der Welt zu sein.“ Mit anderen Worten, wer sich nicht nur mit rein materiellen Dingen beschäftigt wie seiner Arbeit, dem Einkaufen und dem allabendlichen Fernsehprogramm, sondern auch einmal über den Tellerrand schaut mit philosophischen Fragen, wie: Wo komme ich her? Was ist der Sinn meines Lebens? Wo gehe ich nach dem Tod hin? Gibt es Zufälle? Aber auch: Ist die Erde wirklich rund? Sind wir die einzigen Lebewesen im Kosmos? Gibt es Gott und hat er die Erde erschaffen?, darf sich bereits als spirituell bezeichnen. Da Sie nun dieses Buch in Ihren Händen halten, darf ich Sie als spirituell denkenden Menschen herzlich willkommen heißen! Vielleicht ist es Ihr Einstieg in die Spiritualität, vielleicht befinden Sie sich schon längst auf diesem Weg. Es ist egal, wo Sie sich gerade befinden, ich verspreche Ihnen, dass dieses Buch Sie einen gewaltigen Schritt nach vorn bringen und Ihnen Türen und Tore für Ihre spirituelle Entwicklung öffnen wird. Nach dem Lesen oder nach einer Ausbildung bei mir werden Sie die Welt mit anderen Augen betrachten und wahrnehmen.

Lassen Sie mich nun damit beginnen, eine Brücke zwischen Physik, Spiritualität und dem „ganz normalen Leben“ zu bauen.

Insbesondere seit dem Durchbruch der Quantenphysik gilt es als erwiesen, dass alles Schwingung ist. Jedes einzelne Ding hat eine Eigenschwingung. Der Stuhl ebenso wie der Tisch, das Herz, die Niere, ein Baum, ein Gebäude, ein Mensch, ebenso aber auch unsere Gedanken, Worte, Ängste und Träume – alles schwingt, wobei es von den Schwingungen der Umgebung mit beeinflusst wird. Dies bedeutet auch, wenn Sie Ihre Frequenz anheben, Ihre Umgebung aber weiterhin niedrig schwingt, wird diese Ihre Schwingung wieder senken. Alles besteht aus Atomen und deren subatomaren Teilchen. Von daher ist alles Energie und enthält Schwingungsmuster. Diese Schwingungen oder Wellen sind messbar. Man nennt sie Amplituden und misst sie in Hertz. Jede Schwingung ist charakterisiert durch Wellenlänge und Frequenz (Schwingungen pro Sekunde, gemessen in Hertz).

Die klassische Physik lehrte uns, dass alles schwingt, weil alles aus Atomen besteht. Die jedermann bekannten Physiker Albert Einstein, Wolfgang Pauli, Werner Heisenberg, Max Planck, der als Begründer der Quantenphysik gilt, und mittlerweile viele andere Quantenphysiker haben diese Atome auf ihre Teile untersucht, die sogenannten „subatomaren Teilchen“. Diese „Quanten“ und „Photonen“ haben sie auf ihre Eigenschaften und Qualitäten hin erforscht und sind dabei auf Phänomene gestoßen, welche die klassische Physik revolutionierten, da die experimentellen Messungen mit den kleinsten Teilchen der Materie Ergebnisse liefern, die der klassischen Mechanik widersprechen. Einige ausgewählte Merkmale der Quantenphysik sind z. B., dass die subatomaren Teilchen nicht berechenbar und somit unstatistisch sind. Sie können überall oder nirgends sein. Somit besitzen sie „Nichtlokalität“. Teilchen können Lichtjahre voneinander entfernt sein und „wissen trotzdem voneinander“. Sie lassen sich durch gezielt-bewusstes Beobachten und Messen des Menschen beeinflussen. Das heißt, sie materialisieren sich von einer Welle in ein Teilchen. Hierzu gibt es das berühmte Doppelspalt-Experiment, das veranschaulicht, wie wir durch zielgerichtete Aufmerksamkeit die Quantenwelle beeinflussen können. (http://studyfix.de/ingenierwissenschaften/doppelspaltexperiment-durchführung-und-beobachtungen-1945)

Durch das Beobachten werden Elektronen „gezwungen", sich wie Partikel und nicht wie Wellen zu verhalten. Daher beeinflusst jegliche Beobachtung die experimentellen Ergebnisse.

Auch das Weizmann-Institut fasst ein Experiment zur Quantenphysik mit den Worten zusammen, dass durch die Beobachtung einer Gegebenheit der Beobachter diese beeinflusst. Oder anders gesagt: „Beobachtung beeinflusst Wirklichkeit." (http://idw-online.de/de/news391, Datum der Veröffentlichung: 26.02.1998, letzter Aufruf: 27. Oktober 2022, 22.06 Uhr)

Energie folgt der Aufmerksamkeit! Was bedeutet dies für unser Leben? Wie können wir diese Erkenntnisse nutzen? Nun ganz einfach gesagt, wo immer ich meine Aufmerksamkeit hingebe, das geschieht oder vermehrt sich. Alles im Leben wird größer, auf das wir unsere Aufmerksamkeit lenken. Wenn ich permanent davor Angst habe, einen Unfall zu bauen, wird dies sicherlich geschehen, weil ich meine ganze Energie hineingegeben habe. Wenn ich jedem von meinen Krankheiten erzähle, deren Namen kenne und mich mit ihnen beschäftige, werden sie sicher nicht weniger. Ich gebe all meine Energie und Aufmerksamkeit hinein. Wieso sollten sie da weggehen? Da halte ich es lieber damit, dass ich mir das Wort „Gesundheit" verinnerliche. So muss ich mir nur EIN Wort merken – Gesundheit. Ebenso funktioniert es mit allen Dingen. Dort, wo ich meine Aufmerksamkeit hingebe, das geschieht – dessen müssen wir uns bewusst werden! Wenn irgendwo wieder die Rede davon ist, dass ein neuer Krieg ausbricht, ein neues Virus, eine neue Naturkatastrophe etc. – Wollen wir dies mit unserer Energie stärken? Nein! Also senden wir besser positive, befreiende Gedanken des Friedens, der Gesundheit und des Wohlbefindens ins Feld.

An dieser Stelle möchte ich das Wort „Feld“ näher definieren. Hierzu nutze ich Rupert Sheldrakes Hypothese der morphischen bzw. morphogenetischen Felder und Resonanztheorie, welche zu einer erweiterten ganzheitlichen Betrachtungsweise des Lebens führten. Er meinte, dass im Gegensatz zu den linearen und punktuellen Kraftwirkungen an einzelnen Orten Felder den gesamten Raum beschreiben, in dem an jeder Stelle eine Kraftwirkung erfolgt. Bei den morphogenetischen Feldern handelt es sich nach Sheldrake um derartige Organisationsfelder, die auf die Formgebung sämtlicher Systeme Einfluss nehmen und auch im Vakuum wirksam sind. Auch hier stößt die mechanische, bisher gelehrte Theorie an ihre Grenzen und die Hypothese der morphogenetischen Felder läutet einen Paradigmenwechsel ein, denn sie beruht auf der Vorstellung, dass diese Felder physikalische Effekte haben und ihre Auswirkungen somit messbar sind.

Die Hypothese der morphischen Resonanz drückt demnach aus, dass in den morphischen Feldern ein kollektives Gedächtnis existierte, aus dem auch der Mensch schöpfen könne.

Folgendes Beispiel soll die Aussage von Sheldrakes Hypothese verdeutlichen: Wenn etwa eine Ratte in Australien ein neues Verhaltensmuster erlernt, so wird jede nachfolgende Ratte selbiger Art und Züchtung unabhängig von ihrem Aufenthaltsort die Ausführung des gleichen Verhaltensmusters schneller erlernen als ihre Vorgänger. Dies lässt sich wissenschaftlich durch Versuche in verschiedenen Laboratorien nachweisen, die weder auf physikalischer noch auf informeller Ebene miteinander verbunden sind. Dieses Phänomen erinnert an das Prinzip des hundertsten Affen und ist natürlich auch auf den Menschen übertragbar. Um aus dem kollektiven Gedächtnis schöpfen zu können, muss der Mensch in Resonanz mit den morphischen

Feldern treten. (https://mindspectra.de/wissenschaft/rupert-sheldrake/index.php)

Ich möchte dieses Beispiel durch ein eigens erlebtes Beispiel untermauern: Seit nunmehr 12 Jahren gebe ich Rutenkurse und erlerne meinen Teilnehmern den Umgang mit der Einhandrute. Nun muss ich hierzu anmerken, dass ich im Jahr 2010 nicht nur meine eigene Ausbildung begann, sondern auch erstmaligen Kontakt mit dem Tensor hatte. Ich brauchte damals eine Woche, bis sich bei mir erste Rutenbewegungen einstellten. In den darauffolgenden Jahren führte ich die Rutenseminare immer an zwei Abenden durch. Den ersten Abend nutzten wir neben dem gemeinsamen Kennenlernen für das Erklären der Hintergründe der Methode sowie den theoretischen Umgang mit dem Tensor. Nach intensivem Üben zu Hause lernten die Teilnehmer im zweiten Teil des Kurses dann verschiedene Testmöglichkeiten kennen. Inzwischen hat sich dies so relativiert, dass ein Abend hierfür ausreichend ist. Aber nicht nur in den Kursen ist dieses Phänomen beobachtbar. An meinen Messeständen verkaufe ich Einhandruten. Nun kommen Menschen vorbei, die von der Arbeit mit der Einhandrute noch nicht viel gehört haben, sich aber dafür interessieren, was man damit tun kann. Nach einer kurzen Einweisung gelingt es vielen von ihnen sich ein „Ja“ und ein „Nein“ anzeigen zu lassen. Was ist geschehen? Durch die zunehmende Präsenz der spirituellen Harmonisierungsmöglichkeiten sowie der Arbeit mit der Einhandrute wurde das kollektive morphogenetische Feld mit diesen Informationen gespeist, worauf jetzt meine Teilnehmer unbewusst Zugriff nehmen. Durch dieses kollektive Wissen können sie sehr viel schneller Rutenergebnisse bekommen als noch vor ein paar Jahren. Ebenso wie das Wissen um die Rute im Allgemeinen zugenommen hat. Noch vor 10 Jahren war es kaum verbreitet. Fühlende Menschen galten regelrecht als Mysterium. Inzwischen hat diese Art der Arbeit

Bekanntheitsgrad erlangt. Auch wenn es noch nicht jeder ausprobiert hat, so kennen doch die meisten Pendel oder Ruten.

Mich persönlich schmerzt es immer sehr, wenn Wald abgeholzt wird. Ich kann die Verzweiflung der Naturgeister, der Tiere und besonders der Baumgeister spüren. Eines Tages fuhr ich durch einen Wald. Auf der linken Seite begannen bereits die Vorbereitungen für die Abholzung. So schimpfte ich im Auto und klagte Gott an, wieso unser schöner Wald abgeholzt wird. Die Antwort kam prompt: Gefällt dir die rechte Seite? Ja! Dann schau auf die rechte Seite! Gib deine Energie dorthin, wo es dir gefällt, was dir guttut und dich stärkt. Nicht dorthin, wo es dich schwächt. Gleichzeitig müssen wir trotzdem alles tun, was in unserer Macht steht, um das Negative zu transformieren. Schwächen aber können wir es am besten durch den Entzug von Aufmerksamkeit, indem wir keinerlei Energie hineingeben. Dies ist bitte nicht gleichzusetzen mit dem „Kopf in den Sand stecken". In etwas keine Energie zu geben, bedeutet nicht es zu leugnen oder es nicht wahrhaben zu wollen. Wir müssen sehr aufmerksam bleiben und alles realisieren – das Gute und das Schlechte –, denn nur dann können wir es ändern.

Wenn man jetzt weiß, dass alles Energie ist und alles schwingt – bedingt durch die Teilchen –, stellt sich natürlich die Frage, woher die Teilchen die Energie nehmen, um zu schwingen. Diese Energie bekommen sie durch das sogenannte „Nullpunkt-Feld". Über dieses „Nullpunkt-Feld" ist alles miteinander verbunden und alles beeinflusst sich gegenseitig. „Nullpunkt-Feld" ist nur eine Begriffserklärung für dieses Energiefeld. Eine Auswahl an Begriffen, welche aber das Gleiche bezeichnen, wären Gott, Universum, Wissendes Feld, Heile Matrix, Photonen Feld oder Natur.

Das Nullpunkt-Feld enthält unendliche und unvorstellbare „Nullpunkt-Energien und Informationen", welche immer nachweisbar sind. Auch wenn die Temperatur unter dem absoluten Nullpunkt (minus 273 Grad Celsius) liegt oder wenn der Raum leer (Vakuum) ist. Nullpunkt-Energie war und ist schon immer allgegenwärtig. Gleichzusetzen ist dies mit dem morphogenetischen Feld nach Sheldrake, welches ich weiter vorn erklärte.

Anders ausgedrückt ist 99,9999 (12 x die 9) alles leere Energie. Der Grund warum uns Materie fest vorkommt, ist, weil die Elektronen so schnell um die Elektronkerne schweben, dass das Gefühl von fester Materie entsteht. Spannend ist nun, warum wir in der westlichen Welt unseren Fokus auf die materiellen Dinge legen, obwohl das Meiste unsichtbar ist.

Die Wellen des „ewig-existierenden" Nullpunkt-Feldes fungieren als gigantische Informationsspeicher. Das heißt, hier sind alle Informationen, alle Schwingungen und somit jeder Gedanke, jedes Wort, jede Handlung, einfach alles gespeichert. Somit ist das Nullpunkt-Feld reine Energie und absolutes Bewusstsein. Es ist das wissende Feld. Es ist der Ursprungszustand allen Seins, aller Realitäten – von allem, was war und ist. Es ist der Zustand, bevor sich ein Gegenstand materialisiert oder eine Situation entsteht.

Die soeben genannten Erkenntnisse waren Erich Körbler bewusst.

Durch persönliche Erfahrungen erweiterte er sein Wissen auf dem Gebiet der Traditionellen Chinesischen Medizin (TCM). Mit seinen Messinstrumenten konnte er die Wirksamkeit der TCM sowie das anatomische Vorhandensein der Akupunkturpunkte nachweisen.

Ebenso wies er die Wirksamkeit von Zeichen nach, welche auf die Haut, auf Schmerzstellen oder bestimmte Meridianpunkte gezeichnet werden. Die Zeichen wandeln Informationen und somit das Schwingungsfeld um und bringen es wieder in Harmonie. Dies ist eine Möglichkeit, die Selbstheilungskräfte des Körpers zu aktivieren.

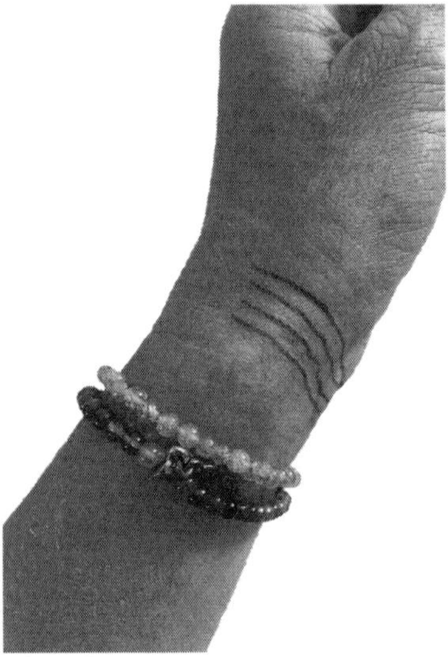

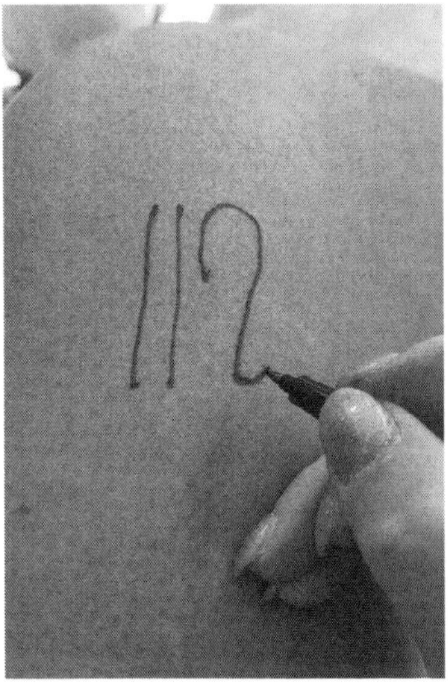

Bild 2 zeigt das Bemalen des Akupunkturpunktes „Entzündungspunkt" durch vier parallel verlaufende Striche, welche alle in diesem Bereich verlaufenden Meridiane verbinden.
Bild 3 zeigt das Bemalen einer Schmerzstelle mit dem Zeichen „Drei Strich Sinus", was dem Vektor 7 entspricht.

Ein anderer wichtiger Bestandteil der PraNeoHom®, welchen Körbler entdeckte, ist die Herstellung von Heilwasser mit Hilfe entsprechender Informationen.

Während seiner steten Forschungsarbeiten, bei welchen er immer das wahre Wohl der Menschen und ihrer Umgebung vor sich hatte, gelangte er zu der großartigen Erkenntnis, die von Universitätsprofessor Dr. Franz Moser von der TU Graz bei der Beisetzung von Körbler hervorgehoben wurde: „*Die Neue Homöopathie® … beruht auf der Erkenntnis, daß der Mensch als Informationssystem durch Informationen geheilt werden kann … In Zukunft … wird man die Menschen heilen ohne chemische Stoffe (d. h. ohne chemische Arzneimittel) und ohne technische Eingriffe, allein durch Informationsübertragung.*" (Raum & Zeit Spezial 3, 19. neubearbeitete und aktualisierte Auflage, Die Sprache der Natur verstehen, Vorwort)

Die Begründung hierfür liegt darin, dass alles, was existiert, reine Schwingungsenergie ist, und wir uns in einem ständigen Austausch mit unserer Umwelt befinden. „So betrachtet gibt es im eigentlichen Sinne keine Grenzen. Die Information ist es, welche die Materie formt und nicht umgekehrt. Jede materielle Erscheinungsform hat ihre ganz charakteristische Wellenlänge und ihren individuellen Informationsgehalt. Die Information, die diese Welle trägt, ist entscheidend dafür, wie unser Körper darauf reagiert. Mittels der Informationsübertragung können wir jedoch Informationen beeinflussen. Das Ausgangsmaterial, z. B. das Wasser oder der Edelstein, bleibt chemisch betrachtet unverändert und auch seine Eigenschwingung bleibt erhalten. Was sich verändert, ist lediglich sein Informationsgehalt, den er transportiert, und dieser entscheidet über seine Verträglichkeit. In-for-mation = in eine Struktur bringen. Die Information ist entscheidend für die Struktur der Materie." (PraNeoHom® Lehrbuch, Bd. 1, Layena Bassols Rheinfelder, S. 14)

All das konnte Erich Körbler mit Hilfe seiner physikalischen Messinstrumente nachweisen. Er entschied sich jedoch für die Einhandrute, weil er sagte, dass die Einhandrute das für den Menschen beste und sicherste Messinstrument sei, welches er je kennengelernt habe. Es misst nicht nur präzise, sondern auch individuell.

Ich möchte Ihnen dies am Beispiel der Handystrahlung näher erläutern. Werden Handystrahlen mit Hilfe dafür vorgesehener Instrumente gemessen, ist das Ergebnis, dass sie auf den menschlichen Körper negativ wirken. Mit der Einhandrute kann ich aber individuell herausfinden, welches Handy bei welchen Menschen in welcher Intensität schädlich ist. Ich arbeite individueller als Maschinen.

1.2. Ein Ausflug in die Vergangenheit

Rutengänger gibt es, seitdem es Menschen gibt. Die Menschen nutzten sie zur Wasserfindung oder zum Aufspüren von Edelsteinen. Sogenannte „fühlende Menschen", im Fachjargon Radiologen genannt, messen aus, wo im Garten nach einem Brunnen gegraben werden sollte, weil sich dort Grundwasser befindet. Ebenso können sie aber auch austesten, wo sich Erdstrahlen befinden. Schon oft konnten sie so helfen Krankheiten zu lindern oder zum Verschwinden zu bringen, einfach weil die Radiologen den richtigen Schlafplatz fanden. Gleiches gilt bei Kinderwunsch. Kinder entstehen ausschließlich an strahlungsfreien Orten. Häufig wurden auch hierfür Radiologen zur Hilfe gerufen. Erkennbar aber auch daran, ob der Storch auf diesem Haus nistet, was zu der Redewendung führte, dass der Storch die Kinder bringt. Der Hintergrund dieser Redewendung ist, dass Störche nur dort brüten, wo es keine Erdstrahlen gibt, ebenso wie auch Kinder nur dort entstehen, wo es keine Erdstrahlen gibt.

Neben verschiedenen Rutengängern bekannten sich auch berühmte Menschen zur Radiästhesie. So z. B. die beiden Dichter Goethe und Schiller. Schiller pflegte einen sehr romantischen Umgang mit der Rute, indem er sagte: „… an mein herz willst du die wünschelrute halten …". (www.drhdl.de, aus dem Werk „Goethe und die Wünschelrute" von Dr. Hans-Dieter Langer, Niederwiesa) Weit übertroffen wurde er dabei jedoch von seinem Zeitgenossen Goethe. Dieser erlag der Faszination Wünschelrute und beschäftigte sich auch wissenschaftlich mit den damit zusammenhängenden und angrenzenden Erscheinungen. Ebenso sind seine dichterischen Werke davon durchdrungen, was sicher im engen Zusammenhang mit seinem lebenslangen Studium der Natur und der Antike sowie seiner romantischen Grundhaltung steht. Goethe lässt auch durchblicken, dass ihm „sensible" Frauen lieber waren als solche, die mit dem Pendel nichts zu tun haben wollten. Es verraten auch viele weitere Passagen seiner großen dichterischen Werke, so etwa im „Faust", im „Zauberlehrling" oder im „Götz von Berlichingen", „dass ihn mythischer Zauber immer bewegt hat und diesen kann man nun einmal vom Stabphänomen nicht trennen", so Goethe. (www.drhdl.de)
„Nicht nur sprachhistorisch erschließt sich die Wünschelrute als einfacher gerader Stab. Das war auch Goethe bekannt. Die Mythologie der alten und neuen Völker sind voll davon. Jener Zauberstab verleiht die Macht, die den Göttern und Priestern, als ihren Stellvertretern auf Erden, eigen ist, und so mancher weltliche Herrscher in der Geschichte der Menschheit konnte sich der Besitzmagie dieses Dings nicht entziehen …" (www.drhdl.de)
Überlegenswert hierbei ist auch der Gedanke, ob Moses Stab in der Wüste vielleicht auch eine Wünschelrute war?
Genies waren durch die Bank weg alles sehr spirituelle Menschen. Einfach weil ihnen bewusst war, dass es vor allem um Energie geht, um Schwingungen und Frequenzen. Dieses haben

sie wahrgenommen, während ein Normalsterblicher alles nur grobstofflich begreift.
Einstein sagte, der intuitive Geist ist ein göttliches Geschenk und der rationale Verstand sein treuer Diener. So haben wir heute eine Gesellschaft, die den Diener ehrt, aber das heilige Geschenk vergessen hat.

1.3. Angewandte Quantenphysik

Wichtig beim Umgang mit der Rute oder dem Pendel ist, dass auf das Gesuchte der Fokus gerichtet wird. Die Rute hilft, die Energiefelder hinter der Materie sichtbar zu machen. Magneten haben auch Felder, welche man nicht sieht. Aber jeder weiß, dass es zwei Möglichkeiten gibt. Entweder die Magneten ziehen sich an oder sie stoßen sich ab. Das ist angewandte Quantenphysik.

Lange Testreihen und Versuche bestätigten Körblers Annahme, dass man durch die Rute nicht nur die Quantität, sondern auch die transportierende Information, also die Qualität einer Schwingung und ihre Wirkung auf unseren Organismus, testen kann.

So haben wir es ihm zu verdanken, dass wir die jahrtausendealte Wünschelrute heute als hochempfindliche Einhandrute benutzen können, welche es uns ermöglicht, Schwingungen jener hohen Frequenzbereiche, mit denen wir arbeiten, messbar zu machen.

Damit verließ Körbler die Möglichkeiten der Radiästhesie und erfasste die Gesetze und Ordnungsprinzipien des Systems hinter den Schwingungen, um sie für uns nutzbar zu machen.

Tatsache ist, dass Schwingungen, die nicht passen, abgestoßen werden, so wie unverträgliche Lebensmittel: Der Körper entwickelt daraus Unverträglichkeiten. Ebenso wirken bestimmte Gerüche, Musik oder Farben harmonisch oder disharmonisch. Dies ist aber auch im zwischenmenschlichen Bereich beobachtbar. Manche Menschen haben wir gern in unserer Nähe, andere nicht. Dies geschieht, obwohl es oftmals nicht mit dem Verstand erklärbar ist. Die Ursachen liegen in den Schwingungen. Jeder Mensch hat eine Eigenschwingung. Diese Schwingungen wirken harmonisch oder disharmonisch auf uns. Deshalb gelingt es uns auch nach wenigen Augenblicken sagen zu können, ob uns unser Gegenüber sympathisch ist oder nicht, ob wir ihn umarmen – und somit in unseren Mentalkörper lassen möchten – oder lieber nicht.

Neueste wissenschaftliche Erkenntnisse, vor allem aus der Chaos- und Systemtheorie, bestätigen den Zusammenhang, dass wir Menschen nicht nur innerhalb unseres eigenen Zellsystems, sondern auch mit Pflanzen, Steinen, Farben, Tönen usw. über Schwingungen kommunizieren. Verträgliche Wellen haben die gleiche Frequenz wie unsere körpereigenen Schwingungen und die gleiche Polarität, ggf. aber mit unterschiedlicher Amplitude, unverträgliche Wellen kollidieren mit unserem Schwingungsmuster.

Um diese Schwingungsmuster sichtbar zu machen, entwickelte Erich Körbler den sogenannten Vektorenkreis. Anhand dessen ist es möglich, den Grad der Verträglichkeit bzw. Unverträglichkeit schnell und einfach zu unterteilen – Vektor 1 bis 8, der Vektor 9 entspricht dem Vektor 1 auf höherer Ebene.

Erich Körbler entdeckte seine Methode Ende der 1980er-Jahre, als die Schulmedizin seiner hochallergenen Tochter nicht weiterhelfen konnte. Er spannte den Bogen zwischen Traditioneller Chinesischer Medizin, neuen Erkenntnissen der Quantenphysik und der Radiästhesie. Es entstand in ihm die Idee, die Meridiane durch aufgemalte „Strichcodes“ zu beeinflussen. Der Begriff „Neue Homöopathie“ wurde von Erich Körbler selbst geschaffen. Oft wird er durch den Begriff „Biophysikalische Informationsmedizin“ ersetzt, da viele das Wort Homöopathie irritiert. Die einzige Gemeinsamkeit ist die Grundidee, dass Krankheit durch reine Informationsübertragung geheilt werden kann, denn alles, was wir in dieser Welt vorfinden, ob Krankheit oder Gesundheit, ist Information, „In-Form-Getretenes“. Ob Steine, Farben, Mikroorganismen, Menschen oder geometrische Zeichen – alles, was existiert, schwingt, sendet und empfängt Information und steht ständig miteinander in Verbindung. Materie ist vereinfacht ausgedrückt sehr langsam schwingend. Energie kann nie vergehen, sie kann nur andere Formen annehmen; sie ist es, welche die Materie formt, und nicht umgekehrt. Leben ist demnach ein immerwährender „Nichtgleichgewichtszustand“, was bedeutet, dass es für uns, um gesund und vital zu bleiben, notwendig ist, zwischen eigener Schwingung und Schwingungen unserer Umwelt zu „balancieren“. Der Begriff „Neue Homöopathie®“ zeigt die feinstoffliche Wirkungsweise dieser Methode an und betont zugleich einen neuen Ansatz. Bei der Neuen Homöopathie® geht es ebenso wie bei der klassischen Homöopathie um die Heilinformation. Diese befindet sich jedoch nicht in den Globuli, sondern folgt dem Umkehrprinzip der Systeminformation durch geometrische Zeichen, die direkt auf den Körper aufgemalt werden, oder durch das Übertragen von Heilinformationen auf Wasser. So werden in der Neuen Homöopathie® die Störinformationen umgekehrt und die Selbstheilungskräfte angeregt, wodurch der Genesungsprozess beginnen kann. Aufgrund dieser einfachen praktischen Anwendung nannte Layenna Bassols Rheinfelder diese Methode

Praxisorientierte Neue Homöopathie®, kurz PraNeoHom®. Ein weiterer Vorteil ist, dass sich diese Methode mit allen anderen Heilmethoden, wie z. B. der TCM, der klassischen Homöopathie, schamanischen Heilbehandlungen oder Klangtherapien, sehr gut verträgt. Egal mit welcher Methode Sie bisher gearbeitet haben oder welche Ausbildungen Sie noch interessieren, ALLE sind mit dieser Methode vereinbar und in Kombination anwendbar! Selbstverständlich wäre es aber auch möglich nur diese Methode zur Anwendung zu bringen. (https://www.paracelsus.de/magazin/ausgabe/201105/praneohom-heilen-mit-zeichen)

Erich Körbler wurde für die Entdeckung der Neuen Homöopathie in Brüssel international ausgezeichnet. Das Atominstitut der Wiener Universitäten befasst sich mit der Grundlagenforschung und die Münchner Sauer-Stiftung arbeitet bereits an der praktischen Umsetzung seiner Erkenntnisse. Viele Ganzheitsmediziner, Heilpraktiker und Heiler setzen die Körblerschen Heilzeichen in ihrer Arbeit ein.

Die Entdeckung, dass Strichcodes, spezielle Zeichen und geometrische Formen in ultraschwachen, biologischen Feldern als Antennen wirken und dadurch die Selbstheilungskräfte des Körpers anregen, war und ist spektakulär. Die Neue Homöopathie® drang erstmals in die „feinstoffliche" Ebene vor, auf der nicht mehr chemisch-stoffliche, sondern vielmehr bio-physikalische Schwingungen bestimmend sind. Die Neue Homöopathie® wird heute durch die Erkenntnisse der Quantenphysik bestätigt, die aufzeigt, dass sich die „Geheimnisse des Lebens" nicht durch die Beschäftigung mit der Materie, sondern vielmehr durch die Untersuchung von Informationsübertragungsmechanismen und den Wechselwirkungen zwischen elektromagnetischen Felder entschlüsseln lassen.

Dabei ist insbesondere die Arbeit mit Zeichen keinesfalls eine neue Erfindung. Bereits die Aborigines, die Indianer, viele andere Naturvölker und auch Ötzi aus dem Eis[2] haben sich bemalt. Körbler gelang es, dieses uralte Wissen so auf die heutige Zeit zu übertragen, dass es vom modernen Zivilisationsmenschen genutzt und angewendet werden kann.

Zwar stand zu Beginn der Forschungen von Körbler vor allem die Untersuchung der Verträglichkeit von Lebensmitteln, Textilien und Schlafplätzen mit Hilfe der Einhandrute im Mittelpunkt. Jedoch interessierte er sich zunehmend für die Auswirkungen von Formen und Informationen auf der feinstofflichen Ebene.

Bei der Arbeit mit der Praxisorientierten Neuen Homöopathie® werden Tiere, Menschen und Pflanzen immer geachtet und als Ganzheit gesehen, d. h. auf allen Ebenen: Körper, Geist und Seele, und dies – und das möchte ich hier besonders hervorheben – in Beziehung zu ihrer Umgebung und ihrer Umwelt. Es macht wenig Sinn, nur den Menschen zu behandeln, ohne sein Umfeld zu betrachten. Wie soll ein Mensch gesund werden, wenn er sich vom Arzt, Heilpraktiker oder Heiler behandeln lässt, sich dort auch wohl fühlt und anschließend in sein krank machendes Zuhause oder seine Energie zehrenden Arbeitsplatz zurückkehrt, weil dies nicht mit beachtet wurde?

Täglich werden wir mit den unterschiedlichsten Belastungen aus der Umwelt konfrontiert. Das Immunsystem muss sich gegen Krankheitserreger wie Viren, Bakterien oder Mykosen zur Wehr setzen, der Stoffwechsel ist durch Toxine belastet. Immer

---

2 Ötzi – der Mann aus dem Eis, Mumie vom Similaun u. Ä. genannt, ist eine Gletschermumie aus der späten Jungsteinzeit bzw. Kupfersteinzeit, die 1991 in den Ötztaler Alpen (Südtirol) gefunden wurde. (http://de.m.wikipedia.org)

mehr Menschen leiden an Allergien oder Nahrungsmittelunverträglichkeiten. Traumatisierende Lebenserfahrungen wirken nachhaltig auf Körper und Seele. So entwickelte Körbler unter dem Begriff „Neue Homöopathie®“ und vor dem Hintergrund „alles ist Schwingung, alles ist eins und alles fließt“ seinen Anteil an der Ganzheitsmedizin.

Dabei geht es im Wesentlichen um die Wirkungen und Beeinflussungen von Schwingungen und die Übertragung der Informationen auf unseren Organismus, immer mit Blick auf die Gesundheit und das Wohlbefinden ALLER Beteiligten.

Der Mensch ist aufgrund seines weit verzweigten Nervensystems eine gute Antenne und aufgrund seines hohen Wassergehaltes ein hervorragendes „Speichermedium“ von Informationen. Deshalb reagiert er auch so sensibel auf biologisch unverträgliche Informationen, z. B. von technisch generierten elektro-magnetischen Feldern (Elektrosmog). Unser Nervensystem und unser Zellwasser werden täglich millionenfach mit Informationen konfrontiert, die weiterkommuniziert, verarbeitet und auch gespeichert werden. Für unsere Gesundheit ist es daher von zentraler Bedeutung, dass die Kommunikation zwischen den Zellen möglichst störungsfrei stattfinden kann. Nahrungsmittelunverträglichkeiten oder Allergien können vor diesem Hintergrund auch als Fehlprogrammierung im Zellverband des biologischen Systems Mensch verstanden werden. Das Umkehrprinzip der Systeminformation der Neuen Homöopathie® lässt sich daher auch hier sehr effektvoll nutzen, um solche Fehlprogrammierungen aufzulösen.

Am 2. März 1994 ist Erich Körbler verstorben. Der frühe Tod des genialen Lebens-Energie-Forschers und Entwicklers Erich Körbler verhinderte, dass er die Früchte seiner Arbeit und die Bestätigung seiner Lehre miterleben durfte, wie sie dann, 10 Jahre später, 1998 und 1999 durch die wissenschaftlichen Veröffentlichungen rund um die Gletschermumie „Ötzi“, mit dem allgemeinen Tenor, dass die Tätowierungen des Eismanns zu therapeutischen Zwecken erfolgt sein müssen, dargelegt wurden.

Leider erlebte er auch nicht mehr, wie seine Entdeckung nach 20 Jahren Forschungsarbeit und Weiterentwicklung einen eigenen Platz im Feld der zukunftsweisenden Energie- und Informationsmedizin gefunden hat (https://www.natur-wissen.com/neue-homoeopathie/erich-krbler/).

2. Kapitel: Mein Weg zur Informationsmedizin

2.1. Wie alles begann

Vielleicht geht es Ihnen jetzt, nach diesen einleitenden Worten, so wie mir damals – ich hatte kein Wort verstanden, aber ich wusste: „Das ist es! Das will ich lernen!"

Damals war ich auf der Suche nach etwas Größerem, etwas Universellem, etwas, womit ich allen Menschen helfen konnte und was auch gern angenommen wird. Mein Ziel war es schon immer zu helfen. Wenn mich jemand um Hilfe bat, bekam er sie auch. Manche sprechen dabei von Helfersyndrom, ich sage einfach, so bin ich, das ist mein Charakter.

Aufgewachsen in der DDR wusste ich nichts von Alternativmedizin. So etwas gab es in meinem Lebensumfeld nicht. Wenn jemand krank war, legte man sich hin und kurierte seine Krankheit aus. Bei schlimmeren Fällen ging man zum Arzt. Dies kam in meiner Familie allerdings sehr selten vor bzw. wir gingen nicht zum Arzt, wenn wir krank waren. Meine Mutter war immer der Meinung, das geht auch so wieder weg. Man sollte der Krankheit nicht zu viel Aufmerksamkeit schenken. Besser ist es sich auszukurieren, indem man viel schläft, zur Ruhe kommt und gut auf seinen Körper achtet. Medikamente sind nicht gut, sie schaden. Unbewusst setzte meine Familie so auf die Kraft der Selbstheilungskräfte, ohne dass wir dies hätten so benennen können. Schon damals war die Verbundenheit zur geistigen Welt spürbar. Sie wurde uns „in die Wiege gelegt".

Bereits meine Oma beherrschte das Pendeln und gab dies an uns weiter. Ebenso wie das In-sich-Hineinspüren, das Erspüren-Können von bestimmten Situationen und die ausgeprägte Empathiefähigkeit. Heutzutage werden diese Kompetenzen auch unter dem Begriff der Hochsensibilität zusammengefasst, die mich schon mein Leben lang begleitet. Ich kann Situationen erspüren, voraussehen, erkenne die Stimmung anderer und kann deren Schmerzen mitfühlen.

Allerdings hatte ich auch nach der Wende keinerlei Berührungspunkte mit der Alternativmedizin.

2.2. Die Geburt unseres ersten Kindes

So verging die Zeit. Inzwischen lernte ich meinen Mann kennen und wurde 2004 mit unserm ersten Kind schwanger. Während der Schwangerschaft hatte ich erste kleinere Berührungspunkte mit alternativen Möglichkeiten, um eine möglichst gute Schwangerschaft und Geburt zu erleben. Beides gelang mir. Die Geburt verlief ohne Komplikationen und – wenn man das für eine Geburt so sagen kann – relativ schmerzfrei, jedenfalls ohne weitere Schmerzen als denen der reinen Geburt. Für die erste Geburt erfolgte sie auch zügig. Dank meiner Beschäftigung mit Schwangerschaft und Stillzeit wusste ich während des Krankenhausaufenthaltes auch, was das Beste für mein Kind ist, und ließ z. B. die Fluortabletten direkt weg. Stattdessen bestand ich auf das Stillen. Allein über die Themen Zeugung, Schwangerschaft, Geburt und Stillzeit könnte ich Seiten füllen. Dies ist jedoch nicht Gegenstand dieses Buches. Unterschätzen Sie aber die angesprochenen Themen nicht. Viele Ursachen heutigen Unwohlseins liegen genau dort verborgen.

Wussten Sie z. B., dass das Kind später genauso wird, wie die Mutter während der Geburt – besonders aber während des Geburtsvorgangs – denkt und fühlt? Alle Erfahrungen, die der Körper vor und während der Geburt oder auch kurze Zeit danach macht, wird er möglicherweise ein Leben lang wieder und wieder erleben. Alles das, was vor der Geburt geschieht, ist eine reine Erfahrung des Körpers, der vielleicht irgendwo während der Schwangerschaft durch die Mutter, ihren Stress oder die Umstände verletzt wurde. Diese Verletzungen werden in den Zellen im Körper des Kindes gespeichert.

Es können zusätzliche Geburtstraumata verhindert werden, indem die Geburt eines Kindes so natürlich wie möglich gestaltet wird. Dies war früher normal. Heute hingegen werden Kaiserschnitt-Geburten immer normaler, die nicht gut für die Entwicklung eines Kindes sind. Bei der natürlichen Geburt entwickelt das Kind Kraft und das Immunsystem bildet sich aus, was notwendig ist, um später auf allen Ebenen gesund zu sein. Kaiserschnitte sollten nur bei Komplikationen angewendet werden.

Dies wird von wissenschaftlicher Seite ebenso gesehen. So zitierte Ludwig Janus, Facharzt für Psychotherapeutische Medizin, Pränatalpsychologe und Psychohistoriker einen Hirnforscher, welcher sagte: „Unsere Synapsen sind so, wie es unsere vorgeburtlichen Bedingungen waren." (http: www.derstandard.de/story/2000064302995/wie-unsere-erfahrungen-als-ungeborene-unser-leben-praegen, 20. September 2017) Seit Jahrzehnten beschäftigt er sich mit dem Einfluss, den die Erfahrungen im Mutterleib und beim Geburtsverlauf auf unsere Psyche und unser Leben haben. Es ist nun bekannt, dass die Einstellung der Mutter zur Schwangerschaft und zum ungeborenen Baby die Einstellung des Kindes zu seinem eigenen Leben prägt. Ob es sich später geliebt, angenommen und „gut behaust" oder aber unsicher, instabil und unerwünscht fühlt. Dies wird auch von anderen Wissenschaftlern bestätigt. So sagte Peter Husslein, Leiter der Universitätsklinik für Frauenheilkunde an der Medizinischen Universität Wien, dass Mütter, die während der Schwangerschaft glücklich und unaufgeregt waren, meist zufriedene und ruhige Kinder haben (vgl. http: www.derstandard.de/story/2000064302995/wie-unsere-erfahrungen-als-ungeborene-unser-leben-praegen, 20. September 2017).

Janus zitiert den Fall eines Patienten, der sein Studium kurz vor der Abschlussprüfung hingeschmissen hatte. In Therapiesitzungen hat Janus herausgefunden, dass der Mann ein Kaiserschnitt-Kind war und durch die fehlende Erfahrung eines für ihn anstrengenden Geburtsvorgangs nie gelernt habe, etwas Schwieriges im Leben „durchzuziehen".

Natürlich liegen zwischen Kaiserschnitt und einer Prüfung im Studium viele Lebensereignisse und Erfahrungen. Trotzdem konnte ich während meiner Praxistätigkeit Folgendes beobachten und anschließend harmonisieren: Wenn die Mutter während des Geburtsvorganges dachte, dass das Kind langsamer machen soll, war das Kind im Leben langsam; hatte sie gedacht, es soll schneller machen, wurde das Kind hyperaktiv. Ein Fall ist mir noch in guter Erinnerung. Die Mutter dachte während der Schwangerschaft mehrmals, dass das Kind tot sei, weil es sich nicht mehr bewegte. Also rüttelte sie so lange am Bauch bzw. ging voller Angst und Panik zum Arzt, bis das Kind sich wieder bewegte. Erst dann war die Frau erleichtert. Wissen Sie, welcher Satz sich in den Zellen des Kindes verankert hat? – „Wenn ich mich nicht bewege, bin ich tot." Das Kind kann bis heute keine Minute stillstehen oder -sitzen. Selbst beim Einschlafen zuckt es.

Interessante Beobachtungen sind auch, dass die sogenannten Wunschkinder, von denen es immer mehr gibt, sich im Leben auch so benehmen. Nach dem Motto: Ihr wolltet mich unbedingt, jetzt kümmert euch auch um mich! Allerdings sind dies auch genau jene Kinder, die Selbstvertrauen ausstrahlen, denn sie fühlen sich geborgen und angenommen so, wie sie sind.

Ungeplante Kinder hingegen, bei denen eine Abtreibung im Raum stand, sich die Eltern dann doch dagegen entschieden und das Kind voller Liebe annahmen, bemühen sich mehr um die Gunst der Eltern, denn in ihren Zellen ist gespeichert: Wenn nicht, schieben wir dich ab. Sie können nicht so viel Selbstvertrauen aufweisen wie die Wunschkinder.

Beobachten Sie Ihre Umgebung. Sie werden bald Ähnliches zu berichten wissen.

2.3. Unser Hund in Verbindung mit Kind und Familie

Aber zurück zu meinen Erfahrungen. So bekamen wir unser erstes Kind und waren glücklich und zufrieden, wir wussten damals ja noch nicht – unerfahren wie wir waren –, wie oft man für sein Kind einstehen und kämpfen muss, um es zu beschützen. Jedenfalls hatten wir uns, wie wahrscheinlich viele junge Menschen, mit keinerlei medizinischen Dingen auseinandergesetzt. Konkret, auch nicht mit Impfungen.

Unser Glück war damals unser Hund. Wir hatten eine englische Bulldogge namens Daisy. Diese Hunderasse ist ohnehin völlig überzüchtet und hat von daher viele körperliche Beschwerden.

Selbstverständlich war sie durchgeimpft. Daisy hatte Hautausschlag, welcher auch immer schlimmer wurde, so dass wir uns bald keinen Rat mehr wussten. Unsere liebe Hebamme nahm sich dem Problem an und behandelte Daisy homöopathisch. Über sie bekam ich auch einen Zugang zur Homöopathie. Gleichzeitig gab sie mir eine Depesche zum Lesen. Die Seiten festgetackert, damit ich auch nur diese eine Doppelseite lesen konnte. Die Depesche lag bei mir und ich kam nicht zum Lesen, bis wir in Urlaub fuhren. Wir fuhren mit unserem 3 Wochen alten Sohn im Wohnmobil nach Kroatien. Im Urlaub nahm sich mein Mann die Zeitung mit an den Strand. Nach einer Weile kam er in den Wohnwagen, legte die nun vollständig geöffnete Depesche auf das Bett und sagte folgende Worte, die mir heute noch so deutlich in den Ohren klingen, als wäre es eben geschehen: „Und eins sage ich dir. Unser Sohn wird nicht geimpft!" In diesem Moment wusste ich überhaupt nicht, was ich dazu sagen sollte. Über Impfungen hatte ich mir keinerlei Gedanken gemacht. Sie waren ganz normal. Als Kind wehrte ich mich allerdings dagegen. Mich mussten bei jeder Impfung drei Krankenschwestern festhalten. Aber die letzten Jahre blieb ich davon verschont. Um Auffrischungsimpfungen bemühte ich mich nicht und auch sonst war ich nicht beim Arzt. Frauenärzte impften damals noch nicht, soviel ich mitbekam. Jedenfalls nicht mich. Und nun plötzlich dieser Spruch meines Mannes.

2.4. Mein Weg begann

Also setzte ich mich hin und las jene Depesche. Es war der Anfang, der Startschuss, meiner Beschäftigung mit der Gesundheit. Mein Weg begann.

Die Depesche „Mehr wissen – besser leben" von Michael Kent arbeitete alle Für und Wider von Impfungen auf – die geschichtlichen Verläufe, Zeitlinien zu Epidemien und ihre Auswirkungen. Zusammengefasst kam dabei ganz klar heraus, dass nur einem die Impfungen Gewinne bringen – Gewinne in Milliardenhöhen – den Pharmaunternehmen. Sie verdienen nicht nur an der Impfung selbst, sondern auch an allen Folgeerscheinungen. Und diese sind reichlich und vielseitig. Vielen Eltern ist nicht bewusst, dass Mittelohrenzündungen, Allergien, Neurodermitis, Asthma, aber auch ADHS und Augenprobleme, um ein paar „leichte" Krankheiten zu nennen, die Folgen von Impfungen sind. Seelisch passiert bei jeder Impfung noch viel mehr. Bei jeder Impfung geht ein Teil unserer menschlichen Seele verloren. Insbesondere auch, weil das Vertrauen in Mutter und Vater missbraucht wird. Die Eltern sind die wichtigsten Bezugspersonen für Kleinkinder. Hier suchen Kinder Schutz und Halt. Gehen diese nun aber mit ihrem Kind zum Arzt und lassen zu, wie er eine Spritze in ihren Arm sticht, halten das Kind dabei möglichst noch fest, kann dies sehr leicht zum Vertrauensbruch führen. (Eine Spritze stellt für das Kind einen Gewaltgegenstand dar, ebenso wie bspw. ein Messer oder eine Schere.) Erkennbar ist dies in den Augen der Kinder. Schauen Sie hin; Sie werden es sehen. Schauen Sie frisch geimpften Kindern in die Augen. Am besten vorher und nachher. Und schauen Sie Ungeimpften in die Augen.

Jedenfalls wollte ich mehr von diesen Depeschen lesen. Ich bestellte sie mir und wurde Abonnent. So erfuhr ich zunehmend mehr über gesunde Ernährung, allgemeine Gesunderhaltung, das Geldsystem, aber auch über erneuerbare Energien, alternatives Schulsystem, wirkliche biologische Landwirtschaft und die Wettermanipulation. Kurz gesagt, Michael Kent schrieb über alle Themen, die man – so aufbereitet – im Mainstream nicht zu lesen bekommt. Es gibt viele interessante Themen, mit denen man sich alternativ beschäftigen kann. Ich entschied mich für die Gesundheit. So kaufte ich Bücher, schaute entsprechende Filme und machte auch meine erste Ausbildung bei Kurt Tepperwein. Dabei lernte ich, wie wichtig der Säure-Basen-Haushalt ist. Auf körperlicher Ebene bildet er den Grundstein, die absolute Basis, für die Gesundheit. Ohne einen basischen Körper ist keine wahre Gesundheit möglich, denn nur wenn die Säure überwiegt, können sich Parasiten, Viren, Pilze und Würmer vermehren, fühlen diese sich wohl. Aber das ist nicht das, was wir wollen, was zu körperlicher und geistiger Gesundheit führt. Vergleichbar ist dies mit dem sauren Regen. Hierzu ist jedem bekannt, dass dieser Gebäude ebenso zerstört wie Wälder. Ich begann auf Gesundheitsmessen zu gehen, basische Produkte zu verkaufen und Vorträge zu halten. Ich machte mich selbstständig und eröffnete eine Praxis.

Jedoch stieß ich dabei zu oft an meine Grenzen. Zum einen fällt es Menschen schwer ihr Essverhalten zu verändern. Dazu fehlt leider häufig die Einsicht bzw. ist es schwer, Gewohnheiten zu verändern. Erschwerend kam hinzu, dass es zu viele Ernährungsmethoden gibt, wobei sich jede als die optimalste anpreist.

Zum anderen besuchten mich auch Menschen, deren Probleme ich nicht mit einem falschen Essverhalten in Verbindung bringen konnte. Ich merkte, es bedurfte mehr, als „nur" die körperliche Ebene zu bedienen. So machte ich mich auf die Suche.

Durch „Zufall" brachte mir meine Mutter von ihren Reisen als Handelsvertreterin einen Flyer mit. Johanna, eine Kundin von ihr, die ein erzgebirgisches Holzwarengeschäft hatte, betrieb eine energetische Praxis und bildet darin auch aus. Ich las den Flyer über ihre Praxis, in welchem sie ihre Methode beschrieb – und verstand nichts. Aber mein Gefühl sagte mir, das ist genau das, was ich lernen will, lernen muss – das ist mein Weg.

Gestärkt wurde dies dann noch durch die Gespräche mit meiner Mutter. Folgendes erzählte sie mir:

Sie ließ sich von Johanna behandeln. Diese stellte fest, dass meine Mutter eine Besetzung hatte, und zwar von ihrem Opa. Der Großvater meiner Mutter starb, als sie 3 Jahre alt war. Sie hatte ihn also nie wirklich kennen gelernt. Aber genau dieser Opa war es, den sie nachts bereits zwei Mal neben ihrem Bett stehen gesehen hatte. Einmal zu Hause und einmal während einer Übernachtung in einer Jugendherberge. Sie wachte nachts auf und sah ihn neben sich stehen. Ein drittes Mal streichelte er sie nachts am Gesicht. Diesen Opa, der erdgebunden war und sich deshalb an meine Mutter anhaftete, entließ Johanna ins göttliche Urlicht. Seelen, die erdgebunden sind, brauchen diese Hilfe. Wenn sie ins göttliche Urlicht geschickt werden, können sie all ihre Schuld und Last ablegen; solange sie erdgebunden sind, tragen sie diese mit sich und können deshalb auch nicht selbstständig aufsteigen. Nach der Behandlung ist Folgendes geschehen:

Seit vielen Jahren war meine Mutter während emotionaler Situationen, wie z. B., wenn sie Filme schaute, bei Hochzeiten, Jugendweihen etc., sehr nah am Wasser gebaut. Anschließend war das weg. Sie konnte jetzt auch einmal Filme schauen, ohne ständig weinen zu müssen. Ebenso verließ eine nicht definierbare Schwere ihren Körper, welche sich auch nie wieder einstellte.

Die zweite Begebenheit betraf einen kleinen Jungen, dessen Zahnwurzeln so verkümmert waren, dass ihm am nächsten Tag alle Zähne gezogen werden sollten. Von diesen Zahnwurzeln gibt es Röntgenbilder. Weil die Mutter des Jungen dies nicht glauben wollte, besuchte sie mehrere Zahnärzte, aber alle bestätigten ihr das Gleiche. Die Zähne seien leider nicht mehr zu retten. So fand sie den Weg zu meiner Ausbilderin – als letzte Chance etwas zu retten. Tatsächlich sollte dem Jungen hier auch geholfen werden. In seinen Zähnen saßen Massen an Seelen. Alle warteten darauf, ins göttliche Urlicht geschickt zu werden. Diesen Wunsch erfüllte Johanna ihnen. Nachdem alle Seelen frei waren, konnten sich die Zahnwurzeln erholen und der Junge hat bis heute seine Zähne behalten.

Seelen setzen sich gern an Zähnen fest, aber auch auf dem Rücken, Bauch oder im Herzbereich. Wenn Seelen einen Menschen besetzen, gibt es dafür einen von zwei Gründen. Entweder sie kommen aus Eigeninteresse, d. h., sie möchten ins Licht geschickt werden, oder sie haben eine Nachricht an denjenigen, den sie besetzen. Dann gehen sie wieder, sobald die Botschaft übermittelt wurde. Seelen können sich dabei durch verschiedene Schmerzen bemerkbar machen und jede Seele, die einen besetzt, zieht Energie, auch wenn sie es, wie im Falle meiner Mutter, gut meinen.

Dies faszinierte mich alles sehr und so meldete ich mich für die Ausbildung in Berlin an. Die Ausbildung fand einmal monatlich, für ein Wochenende, ein Dreivierteljahr lang, statt. Anschließend musste eine Prüfung absolviert werden und dann durfte ich mich „Beraterin der PraNeoHom®“ nennen.

3. Kapitel: Die Arbeit mit der Praxis-orientierten Neuen Homöopathie®

„Unser gesamtes biologisches System, das Gehirn und die Erde selbst arbeiten auf denselben Frequenzen." Nikola Tesla

3.1. Die Zeichen

Die Forschungen Erich Körblers (verstorben 1994) sind die Grundlage für die Fülle neuer Einsatzmöglichkeiten von geometrischen Formen zur Stärkung der Lebens-Energie bei Pflanzen, Menschen und Tieren. Die fundierten, praktischen Erfahrungen versierter Körbler-Anwender vermitteln dem Leser Hilfe zur Selbsthilfe bei der Linderung alltäglicher Beschwerden. Beim heilkundlichen Einsatz der Neuen Homöopathie wird in den Ausführungen unterschiedlichster Therapeuten immer wieder die Universalität der Körblerschen Informationsmedizin deutlich. Egal mit welchen ganzheitlichen Therapiemethoden ein Therapeut arbeitet, immer sind positive Synergie-Effekte zu erkennen, denn Körblers Erkenntnisse sind grundlegend für das Verständnis jedweden Geschehens in biologischen Systemen. Schon seit Urzeiten gebrauchten die Menschen Zeichen. Sie wurden benutzt, um rituelle Körperbemalungen durchzuführen oder die eigenen Heilkräfte zu aktivieren. Die Arbeit mit Zeichen ist also keinesfalls eine neue Erfindung.

So haben Forscher auch herausgefunden, dass Ötzi", eine 5000 Jahre alte Gletschermumie, die 1991 in den Ötztaler Alpen gefunden wurde, 61 Tattoos hat. „Die Entdeckung war eine große Überraschung, da man nicht vermutet hatte, dass vor über

5000 Jahren in Europa bereits tätowiert wurde. Man hatte es eher in den asiatischen Raum verortet." (Albert Zink, Europäische Akademie Bozen, Institut für Mumien und den Iceman)

Die folgenden Bilder stammen aus dem Südtiroler Archäologiemuseum in Bozen. Das Museum hat sich der Ausstellung von Ötzi, dem „Mann vom Tisenjoch", gewidmet. Erkennbar sind sein Leben und – für uns besonders interessant – seine Tätowierungen. Es handelt sich um eigene Kameraaufnahmen, aufgenommen im Südtiroler Archäologiemuseum in Bozen

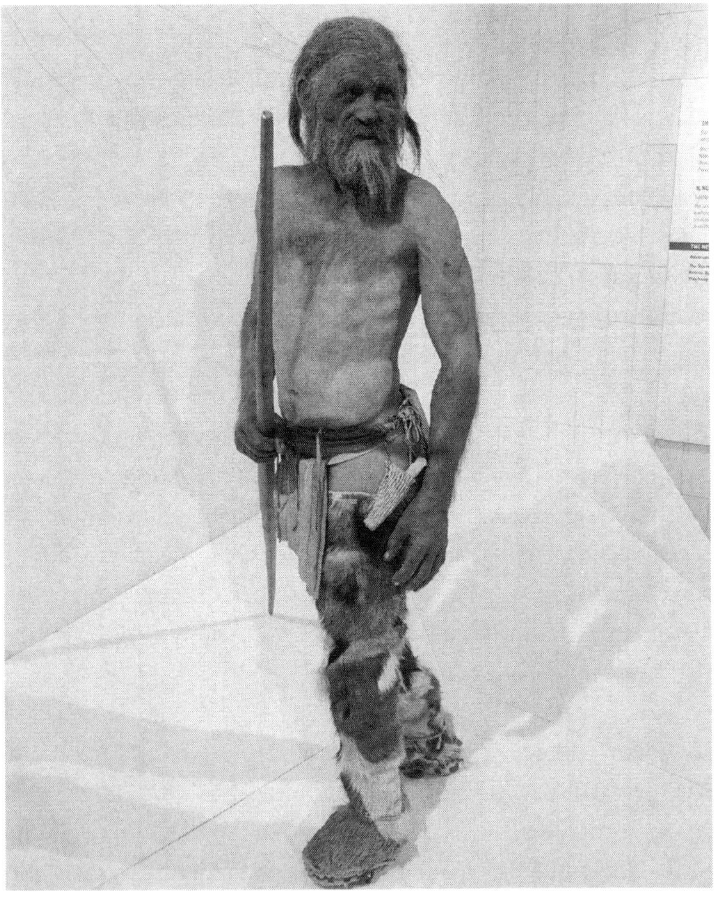

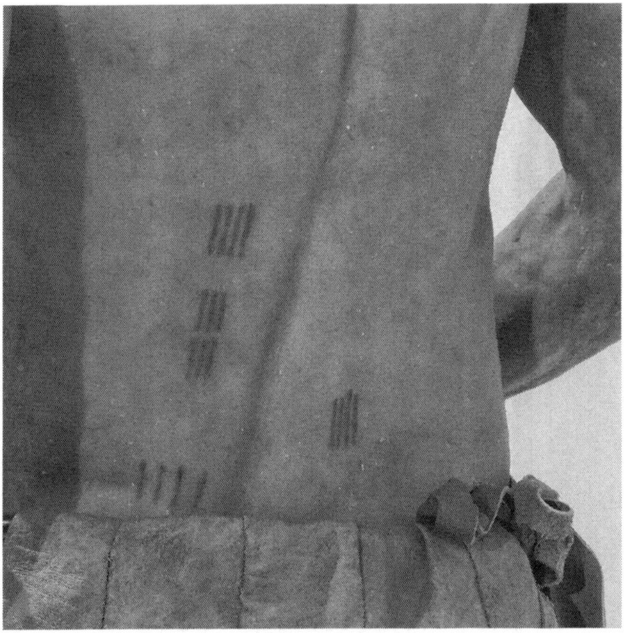

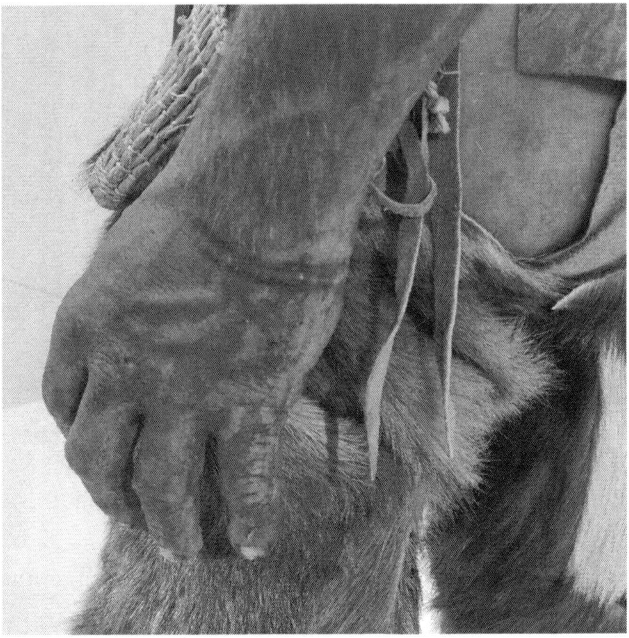

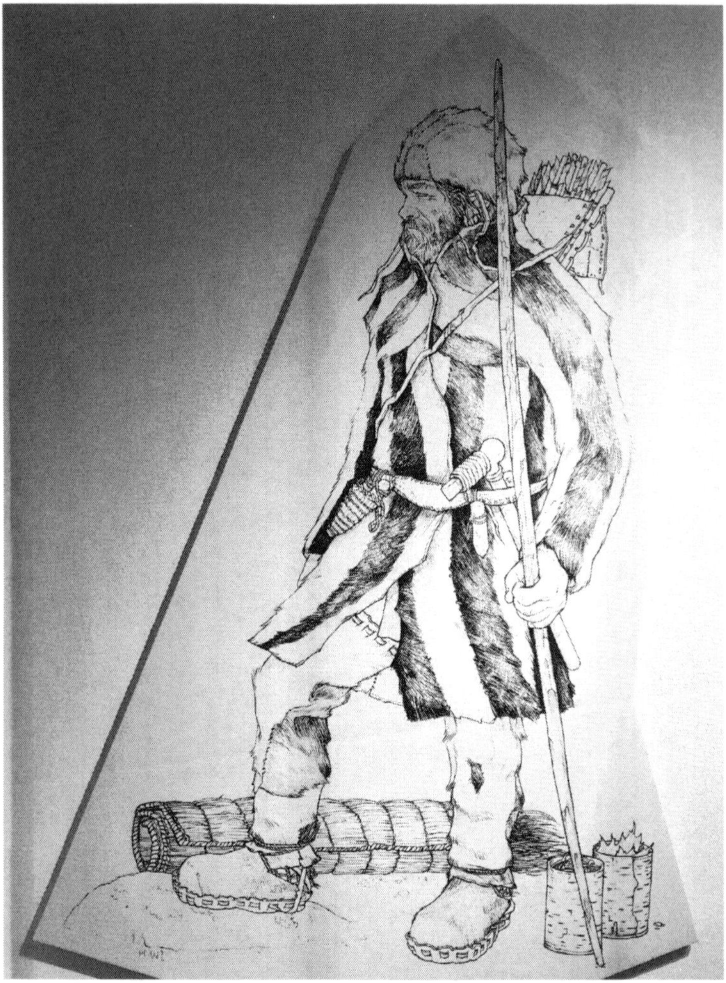

Gut sichtbar sind hier die Tätowierungen, welche exakt den Körblerzeichen entsprechen.

Tätowiert wurde natürlich nicht wie heute. Man hat mit einer sehr feinen Nadel, wahrscheinlich aus Knochen, die Haut aufgeritzt und mit Asche oder einer Kohlemischung gefüllt. Da die Tattoos an der Gletschermumie sehr einfach sind, keine

Symbolik aufweisen und sich an Stellen befinden, die von seiner Kleidung bedeckt waren, nehmen die Forscher an, dass sie therapeutischen Zwecken dienten. Außerdem ist es auffällig, dass die Tätowierungen an Stellen sind, an denen Steinzeitmensch Ötzi zu Lebzeiten wohl Schmerzen hatte. Bei den Tätowierungen handelte es sich nicht um ornamentale Motive, wie wir sie heute kennen, sondern um nebeneinanderliegende Striche und Kreuze. Diese befinden sich überwiegend an den Beinen und auf dem unteren Rücken. Somit dienten die Tätowierungen medizinischen Zwecken, vorrangig der Schmerztherapie. „Ötzi hat abgenutzte Knie- und Beckengelenke, wohl auch Schmerzen am Rücken, durch das Tragen von schweren Gegenständen, vermutlich auch ein Magengeschwür. Die meisten Tattoos wurden wahrscheinlich, wie eine Art Akupunktur, gegen Gelenkschmerzen angewendet. Vermutlich diente die Zeichnung am unteren Brustkorb als Maßnahme gegen Schmerzen in den inneren Organen, die möglicherweise durch Würmer im Darm erzeugt wurden." (https://www.deutschlandfunknova.de/beitrag/gletschermumie-oetzis-therapeutische-tattoos,letzter Zugriff: 27.10.2022, 23.40 Uhr)

Genau diese Zeichen wurden von Erich Körbler wiederentdeckt und weiterentwickelt. Sie dienen der Anwendung unterschiedlichster Beschwerden. Dabei werden geometrische Zeichen wie Kreuz, Sinuskurve, Ypsilon oder nebeneinanderliegende Striche auf die entsprechende Körperstelle oder einem Energiepunkt gezeichnet. Die Energie-Information dieser Symbole aktiviert die Selbstheilungskräfte, wodurch die Energie wieder fließen kann.

Die Forschungen Erich Körblers sind die Grundlage für die Fülle neuer Einsatzmöglichkeiten von geometrischen Formen zur Stärkung der Lebens-Energie. Pflanzen, Menschen und Tiere werden bei der Arbeit mit der PraNeoHom® immer geachtet und als Ganzheit gesehen, d. h. auf allen Ebenen: Körper, Geist und Seele und dies in ihrer Beziehung zur Umwelt.

Die Erfolge beim Einsatz geometrischer Formen im Pflanzenreich regen zur Nachahmung und eigenen Experimentierfreude in Haus, Wald und Garten an. Beim heilkundlichen Einsatz der PraNeoHom® wird immer wieder die Universalität der Körblerschen Informationsmedizin deutlich.

Die Anwendung der Zeichen

Die Arbeit mit Zeichen wirkt deshalb, weil jedes Zeichen eine eigene Schwingung hat. Wie bereits anfangs erwähnt, schwingt alles auf unserer Erde. Menschen, Tiere, Pflanzen, Steine, aber auch technisch erzeugte Energien wie elektro-magnetische Wellen. Erdstrahlen, Lebensmittel, Wohngifte, Schmuck, Tattoos, Narben schwingen ebenso wie jedes Molekül und jedes Atom. Permanent befinden wir uns in den verschiedensten Schwingungen. Fremde Schwingungen treffen auf unsere eigenen. Auf manche dieser Schwingungen reagiert unser Organismus harmonisch (verträglich), auf andere disharmonisch (unverträglich).

Reagieren wir nun auf eine Schwingung unverträglich, geradezu allergisch, lässt sich dies mit Hilfe von Zeichen wieder harmonisieren. Dies geschieht durch die Energie-Information des entsprechenden Zeichens. Diese Information bewirkt, dass die disharmonische Schwingung umgedreht wird in eine harmonische, wodurch sie vom Körper als verträglich erkannt wird.

Ich möchte Ihnen hierzu eine einfache Übung geben:

Setzen Sie sich aufrecht hin, die Beine nebeneinander. Augen schließen. Fühlen Sie nun in Ihre Oberschenkel. Ganz ohne Wertung, einfach fühlen, wie sie sich anfühlen und dieses Gefühl merken. Öffnen Sie die Augen. Zeichnen Sie jetzt mit dem Finger ein großes Sinuszeichen auf einen der beiden Oberschenkel. Schließen Sie wieder die Augen und fühlen Sie erneut in Ihre Beine. Wie fühlen sie sich an? Anders? Unterschiedlich? Wischen Sie nun mit der Handfläche das Zeichen weg. Mit dieser Übung durften Sie spüren, dass Zeichen wirken.

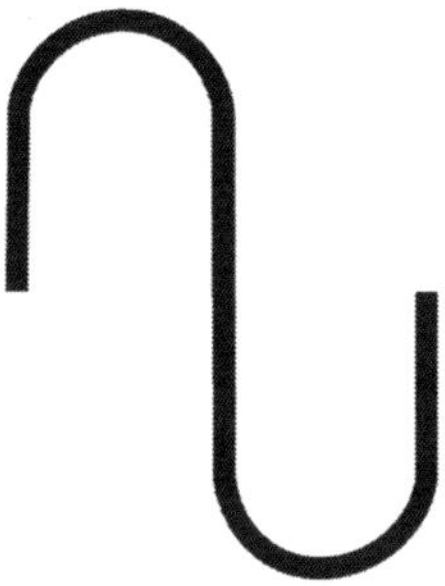

Nehmen wir als ein **Beispiel** das **Handy**. Inzwischen ist es mehrfach wissenschaftlich bestätigt worden, dass Mobilfunkstrahlung krank macht. Die Bandbreite der Beschwerden und Krankheiten ist groß, zusammenfassend lässt es sich als das gesamte Spektrum der modernen Zivilisationskrankheiten darstellen. Das Smartphone ist aber auch zum Alltagsbegleiter geworden. Wir arbeiten mit ihm, haben unsere Termine eingespeichert, unsere Bilder und natürlich all unsere Kontakte. Es ist den Wenigsten noch möglich darauf zu verzichten. Auf unsere Gesundheit möchten wir aber auch nicht verzichten. Von daher ist es sinnvoll, das Handy zu entstören. Hierzu gibt es eine ganze Bandbreite von Angeboten. Eine einfache, kostengünstige und dennoch effektive Möglichkeit ist die Entstörung durch ein geometrisches Zeichen, das Elektrosmogsymbol. Klebt dieses Zeichen auf dem Handy, wird die vorher krankmachende Strahlung harmonisiert und somit für den Körper verträglich gemacht.

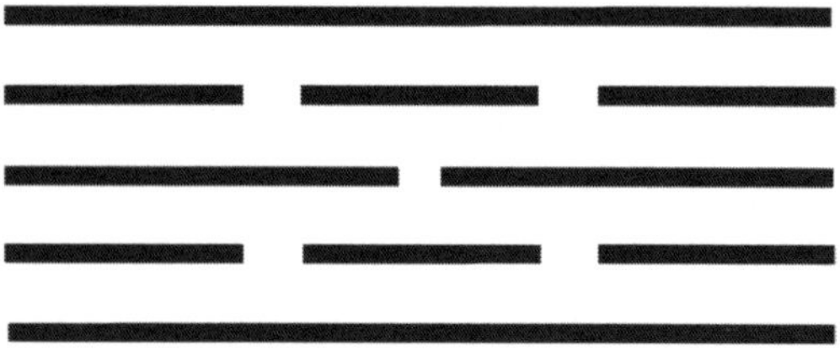

Zeichen werden aber auch häufig zur **Wohnraumharmonisierung** genutzt. Wird ein Raum negativ getestet, frage ich ab, wie viele und welche Ursachen es dafür gibt. Ursachen dafür könnten z. B. Erdstrahlungen, wie Wasseradern, Verwerfungen oder Gitternetze, sein, ebenso aber auch elektromagnetische Schwingungen vom WLAN, Mobiltelefon, DecTelefon, von der Mikrowelle oder vom Handymast in der Nähe. Weitere mögliche Ursachen wären auch materielle Dinge oder der Nachbar. Um die Ursachen zu harmonisieren, ist der Einsatz von Zeichen eine sehr gute Möglichkeit. Dafür testet man das entsprechende Zeichen aus. Meistens handelt es sich um eine Strichkombination, das Sinuszeichen, das balkengleiche Kreuz oder das Elektrosmogzeichen.

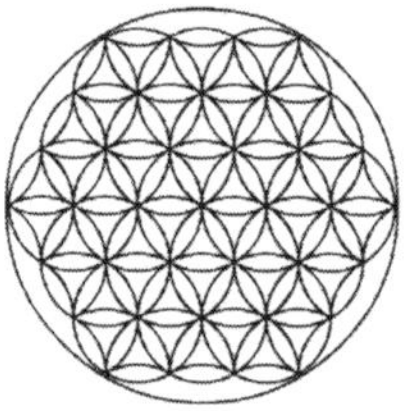 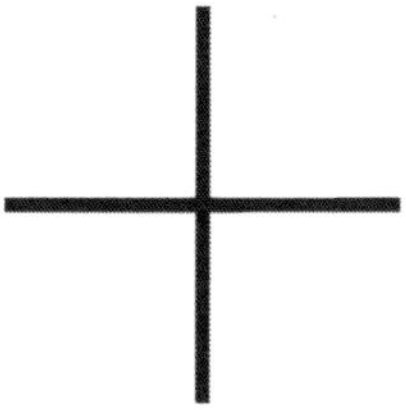 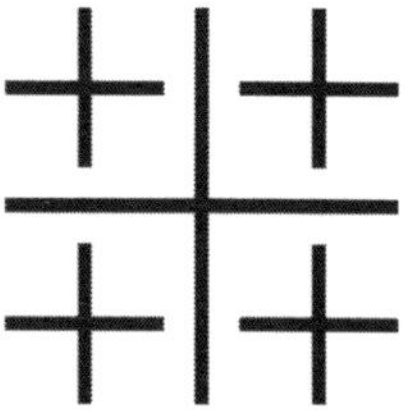

Aber auch die Blume des Lebens oder ein hochenergetisches Zeichen sind denkbar. Das Zeichen muss dann an die entsprechende Stelle gelegt oder eingeschwungen werden, damit diese Ursache anschließend harmonisch testet. Wird dies mit allen Ursachen durchgeführt, befindet sich der Raum hinterher in einer sehr guten, harmonischen Schwingung. Dies steigert die Lebensqualität, da man sich in einem solchen Zimmer einfach wohler fühlt. Auch Besucher spüren dies. Die gesamte Stimmung in solchen Räumen ist entspannter.

Bei **körperlichen Beschwerden** wird das Zeichen direkt auf die Haut gemalt. Dazu testet man als Erstes die dafür optimalste Stelle, anschließend das entsprechende Zeichen. Um das Zeichen aufzumalen, kann jeder beliebige Stift verwendet werden. Ich benutze gern Permanent Maker, damit das Zeichen auch entsprechend so lange hält, wie ich es austeste. Diese gibt es hautverträglich, dermatologisch getestet. Ist das Zeichen aufgemalt, muss die Dauer ausgetestet werden, wie lange es auf der Haut bleiben soll. Am Ende der Testzeit wird es abgewaschen. Sollte das Zeichen bereits vorher verblichen sein, kann man es einfach nachspüren, um seine Wirkung wieder voll zu entfalten.

Die Zeichen, welche Körbler dafür benutzte, sie auf der Haut aufzutragen, werden Körblerzeichen genannt und sind im Vektorenkreis sichtbar. Je nachdem, welcher Vektor ausgetestet wurde, entspricht dieser Vektor dem entsprechenden Zeichen. Das zugehörige Zeichen zu Vektor 1 ist ein Strich, zu Vektor 2 zwei Striche, zu Vektor 3 drei Striche und so weiter. Allerdings entsprechen fünf Striche dem Sinus. Dies bedeutet, ab Vektor 5 ist zusätzlich abzufragen, ob dieser Vektor mit fünf Strichen oder einem Sinus harmonisiert werden möchte, bei Vektor 6, ob dieser Vektor mit sechs Strichen oder dem Strich-Sinus bemalt werden will und so weiter. All diese Körblerzeichen können Sie im Vektorenkreis sehen.

3.2. Die Wasserübertragung

Mit Hilfe der Zeichen lässt sich auch individuelles Heilwasser herstellen. Hierzu ist es notwendig zu wissen, dass Wasser ein Informationsträger ist. Es speichert Informationen.

In dem Moment, in dem das Wasser aus seiner Quelle austritt, ist es absolut rein und verfügt über keine anderen Informationen als die seiner ursprünglichen Struktur. Natürliches Quellwasser ist daher vital und energiereich. Es hat einen besonders weichen und milden Geschmack und seine ursprünglichen Leitfähigkeiten führen dazu, dass darin befindliche Mineralien frei schweben können und somit Rückschlüsse auf die Qualität des Wassers zulassen. Diese Informationen vergisst das Wasser nie, auch dann nicht, wenn es durch Umwelteinflüsse stark in seiner Struktur verändert, durch Zusatzstoffe verunreinigt oder desinfiziert wurde. Durch diese Einflüsse nimmt es einen anderen Geschmack, andere Lösungseigenschaften und eine andere Schwemmkraft an.

Wasser ist die Grundlage des Lebens. Der menschliche Körper besteht ebenso wie die Erde zu ca. 80 % aus Wasser. Ohne Wasser ist kein Leben möglich. Es durchdringt jede Zelle unseres Körpers und ermöglicht so die Kommunikation zwischen den Zellen. Deshalb sollte jeden Tag der Wasserhaushalt im Körper mit klarem, reinem Wasser aufgefüllt werden.

Mit einer einfachen Methode kann man diese Eigenschaften des Wassers nutzen, um sich und seinen Körper zu harmonisieren. Das Element Wasser baut damit eine Brücke zwischen Spiritualität und Wissenschaft. Nicht zuletzt seitdem der japanische Wissenschaftler Dr. Masara Emoto durch seine Experimente mit gefrorenem Wasser nachgewiesen hat, dass Wasser nicht nur ein Gedächtnis, sondern sogar eine emotionale Intelligenz besitzt. Somit reagiert es nicht nur auf Informationen, Musik, Bilder und Worte, sondern auch auf Gefühle, indem es deren heilende oder zerstörende Schwingung annimmt. Gesundes Wasser bildet beim Gefrieren sechseckige eindrucksvolle Kristallstrukturen, krankes Wasser hingegen unregelmäßige hässliche Muster. Gesund sind demnach reines Quellwasser und Wasser, das mit liebevoller Energie behandelt worden ist. Krank ist chemisch verschmutztes, in der Mikrowelle behandeltes oder mit negativen Worten besprochenes Wasser sowie das meiste Leitungswasser und Wasser, das mit Kohlensäure versetzt wurde.

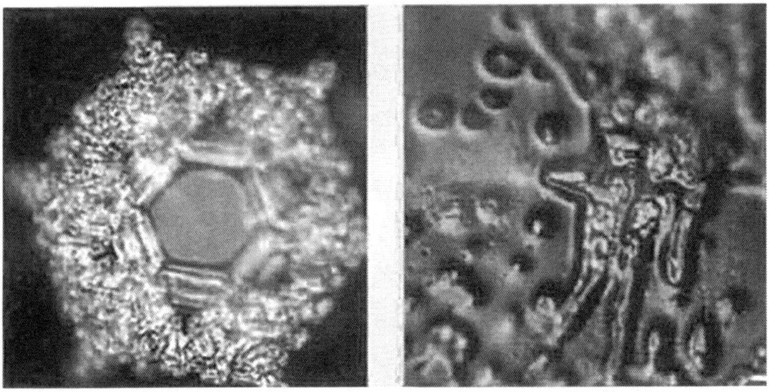

Wasserkristalle nach Emoto; links mit positiver Energie bespieltes Wasser, rechts mit negativer Energie

Eines der wichtigsten Erkenntnisse von Dr. Masaru Emoto aus diesen Experimenten ist, dass die Struktur des Wassers beeinflussbar ist. Man kann Wasser durch Schwingungen, Musik, Worte und Gedankenkraft verändern und eine heilende Struktur schaffen.

Dr. Masaru Emoto hat, wie kein anderer Forscher, Wissenschaft und Spiritualität vereint. Er hat den Einfluss der Gedanken auf das Wasser bestätigt und sowohl vielen Menschen als auch so manchem Wissenschaftler die Augen für die Kraft des Wassers geöffnet.

Inzwischen sind weitere Wissenschaftler seinem Vorbild gefolgt und haben erwiesen, dass Wasser Informationen und Schwingungen aufnehmen kann. Wenn wir es trinken, haben diese Informationen eine Wirkung auf uns, weil sie in unserem Körper in jede Zelle gelangen. Im Ayurveda und in der Homöopathie werden diese Eigenschaften oft genutzt.

Noch vor dem Bekanntwerden der Erkenntnisse von Emoto nutzte Körbler dieses Wissen bereits, indem er Informationen auf Wasser überspielte.

Um individuelles Heilwasser herzustellen, wird als Erstes das Problem benannt, auf einen Zettel geschrieben und mit dem entsprechenden Umkehrzeichen versehen. Ein Glas wird mit Wasser gefüllt. Das Glas Wasser nimmt man in die rechte Hand, den Zettel in die linke. Der Blick wird nun für ca. 2 bis 3 Minuten auf den Zettel gerichtet. Was jetzt folgt, ist der Links-Rechts-Effekt. Dies bedeutet, dass die Energie im Körper bevorzugt von links nach rechts fließt. Das so bespielte Wasser ist nun Ihr individuell hergestelltes Heilwasser. Indem Sie es anschließend trinken, gelangen die Informationen sofort in jede Zelle des Körpers, wodurch die Selbstheilungskräfte direkt wirken können. Wiederholt man dies regelmäßig oder stabilisiert es mit einem Ypsilon, sorgt dies für einen stabilen Zustand im Körper.

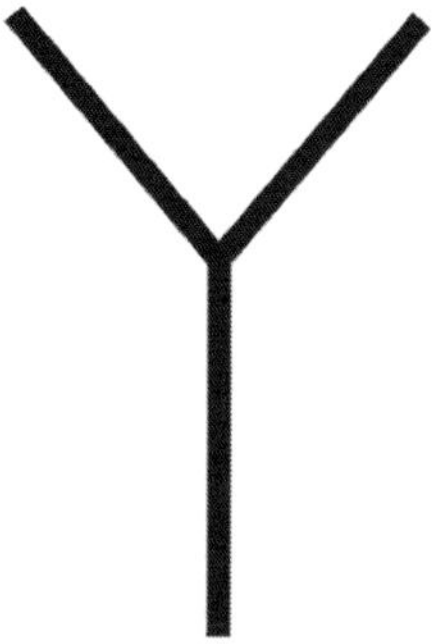

Wie Sie gemerkt haben, ist es ganz einfach, sich sein eigenes, individuelles Heilwasser herzustellen oder durch bestimmte

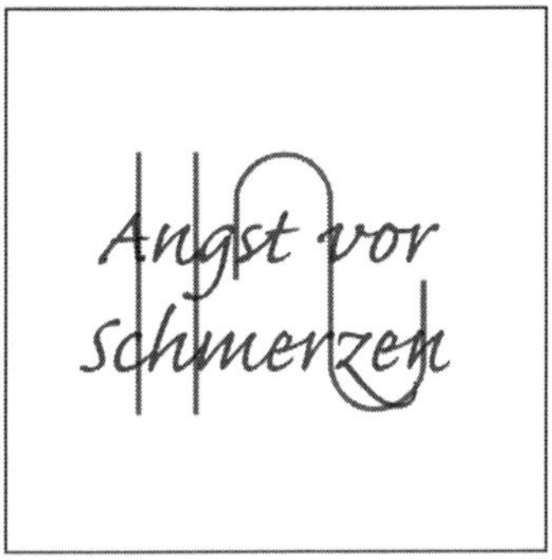

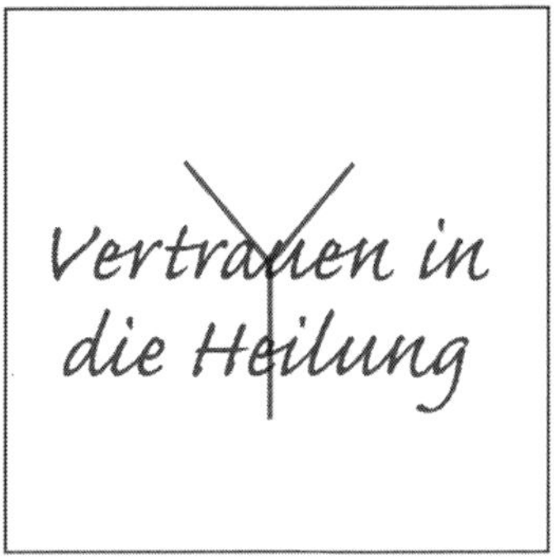

Strichkombinationen Schmerzen zu lindern. Diese Möglichkeiten kosten nichts, haben keinerlei Nebenwirkungen und ein jeder kann sie probieren.

Um aber so effektiv wie möglich arbeiten zu können, bedarf es den fachgerechten Umgang mit der Einhandrute, was auch das Abfragen der Vektoren beinhaltet.

3.3. Die Einhandrute

Wie bereits erwähnt, gibt es Rutengänger, seitdem es Menschen gibt. Das wohl bekannteste Instrument ist die Zweihandrute zum Auffinden von Wasser oder Brunnen. Fühlende Menschen können somit den Ort und die Tiefe des Wassers feststellen. Aber auch andere unterirdische Erdstrahlen können mit Hilfe sog. Wünschelruten festgestellt werden. So z. B. Wasseradern, Verwerfungen, aber auch Metallvorkommen oder Öllager. Im Erzgebirge wurden die Erzadern mit Hilfe der Rute gesucht.

Die Rute, mit der wir arbeiten, ist die Einhandrute. Sie besteht aus einem Handgriff, einem Federstahl oder Spiralfeder und einer Holzkugel.

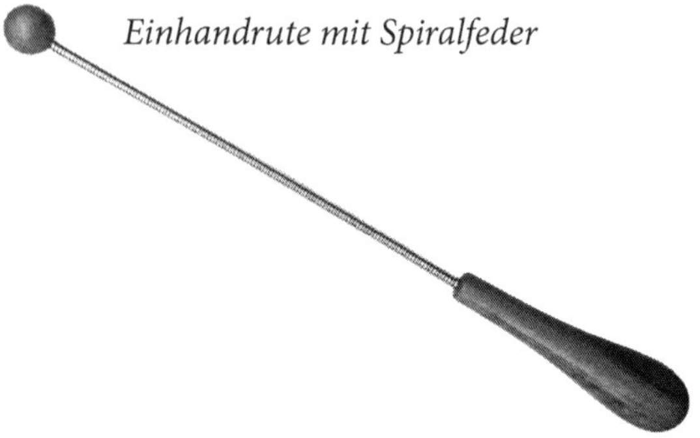

Einhandrute mit Spiralfeder

3.3.1. Der Umgang mit der Einhandrute

Wenn Sie den Umgang mit der Einhandrute erlernen möchten, nehmen Rechtehändler die Rute locker in die rechte Hand und halten sie horizontal, mit leicht abgewinkeltem Arm, vor sich. Linkshänder entsprechend in die linke Hand. Arme und Beine dürfen nicht überkreuzt sein. Eine aufrechte Sitzposition ist vorteilhaft, gern können Sie sich auch stellen. Dabei sagen oder denken Sie: „Gib mir ein ‚Ja'!" Dies können Sie auch mehrmals sagen oder denken. Probieren Sie aus, wie die Rute optimal funktioniert: wenn Sie es laut aussprechen oder denken, mit geschlossenen oder offenen Augen. Die Rute beginnt nun zu schwingen. Sind Sie mit dem Rutenausschlag nicht zufrieden, sagen Sie: „Ich möchte ein größeres ‚Ja'! Gib mir ein deutliches ‚Ja'!" Sind Sie mit dem Rutenausschlag aber zufrieden, sagen oder denken Sie: „Danke! Gib mir jetzt ein ‚Nein'!" Die Rute ändert nun ihre Richtung. In diesen Momenten geschieht ihre Eichung. D. h., unbewusst wurde nun festgelegt, ob der Rutenausschlag bei „Ja" horizontal oder vertikal ist. Wenn die Rute Ihrer Bitte nachkam, vergessen Sie bitte nicht sich zu bedanken. Lieber bedanken Sie sich einmal mehr als zu wenig.

An dieser Stelle möchte ich anmerken, dass ich mich darauf beschränkt habe das Buch für Rechtehändler zu schreiben. Linkshänder führen bitte alle Übungen genau entgegengesetzt aus.

3.3.1.1. Erste Übungen mit der Einhandrute

Wenn Sie einen schönen Rutenausschlag haben, können Sie mit den ersten Übungen beginnen. Bei diesen Übungen ist es wichtig geschlossene Fragen zu stellen. D. h., die Frage sollte so formuliert werden, dass als Antwort ein „Ja" oder ein „Nein" angezeigt werden kann. Z. B. „Ist der Apfel gut für mich?", „Soll ich diese Creme jetzt kaufen?", „Hängt das Bild am richtigen Platz?".

1. Übung: Nehmen Sie einen schönen Apfel in die linke Hand, konzentrieren Sie sich auf den Apfel und halten Sie die Rute darüber. Fragen Sie: „Ist der Apfel gut für mich?" Die Rute wird nun anzeigen, ob der Apfel für Sie in Ordnung ist.

2. Übung: Ebenso können Sie mit dem Apfel arbeiten, wenn Sie ihn auf den Tisch legen. Der Apfel liegt auf dem Tisch, Sie stehen daneben, konzentrieren sich auf den Apfel und stellen Ihre Frage: „Ist der Apfel gut für mich?" Übung: Sie nehmen nun einen fehlerhaften, vielleicht sogar leicht angefaulten Apfel und stellen die gleiche Frage. Zuerst in Ihrer Hand, dann auf dem Tisch. „Ist der Apfel gut für mich?" Im Normalfall sollte nun ein negativer Ausschlag erfolgen.

Setzen Sie diese Versuche mit weiteren Lebensmitteln fort.

Es wird beobachtbar sein, dass es auf Ihren Gesundheitszustand ankommt, bei welchen Nahrungsmitteln die Rute horizontal und bei welchen sie vertikal ausschlägt. Die größten Differenzen erlebe ich hierbei in meinen Rutenkursen immer bei hochwertigen Schokoladen und Heilmitteln auf Alkoholbasis. Für manche Menschen ist Schokolade ein wirklicher Glücksbringer, sie können auch Kuchen essen und Zucker schlägt für sie positiv aus. Für andere ist dies ein völliges No-Go, was sich auch im Rutenausschlag widerspiegelt. Gleiches gilt für Alkohol. Viele Menschen trinken am Abend ein Glas Wein, Bier oder Sekt. Es bekommt ihnen. Zu Feierlichkeiten darf es auch etwas mehr sein, ohne dass sie dem Alkoholismus verfallen sind. Hier schlägt die Rute bei Heilmitteln auf Alkoholbasis positiv aus. Andere Menschen hingegen können nicht einmal bei Feierlichkeiten mit einem Glas Sekt anstoßen, weil sie es nicht vertragen. Bei diesen wirken auch Heilmittel auf Alkoholbasis negativ. Ähnlich unterschiedliche Ergebnisse gibt es bei Mehl(-produkten), Kaffee und Nahrungsergänzungsmitteln. Letzteres brauchen zwar fast alle, aber je nach Gesundheitszustand kommt es darauf an, welches Mittel konkret jetzt die größte Wirkung erzielt. Für mich ist es immer wieder faszinierend zu erleben, wie speziell und individuell die Rute reagiert.

Ebenso kommt es aber auch auf Ihre Fragestellung an. Fragen Sie beispielsweise: „Ist die Banane gut für mich?", bekommen Sie ein „Ja", während bei der Frage: „Soll ich die Banane jetzt essen?" ein „Nein" erscheinen könnte. Achten Sie also immer auf Ihre Fragestellung und seien Sie vorsichtig bei undeutlichen Fragestellungen! So z. B. beim Spülmittel: Beobachtbar ist, dass auf die Frage: „Kann ich das Spülmittel trinken?" die Rute häufig mit „Ja" antwortet. Die Begründung ist, dass Sie das Spülmittel natürlich trinken könnten. Eine ganz andere Qualität hat die Frage: „Ist es gut für mich, wenn ich das Spülmittel trinke?"

Achten Sie also immer sehr auf die Formulierungen Ihrer Fragestellung! Denken Sie ebenso an die geschlossenen Fragestellungen!

Ebenso können Sie Zonen Ihres eigenen Körpers testen. Berühren Sie mit der linken Hand irgendeine Stelle Ihres Körpers. Denken Sie an die zu testende Stelle, z. B. Ihre Stirn, Ihre Nase oder Ihren Fuß. Die Rute wird dabei entweder waagerecht oder senkrecht schwingen.

3.3.1.2. Für andere abfragen

So, wie Sie für sich die Lebensmittel abfragen, können Sie dies auch für andere Menschen tun.

Geben Sie jemand anderes den Apfel in die Hand, konzentrieren sich auf diese Person inklusive den Apfel und stellen erneut die Frage: „Ist der Apfel gut für … (Namen der zu testenden Person)?“ Umso konkreter man fragt, indem z. B. der vollständige Name der Testperson eingesetzt wird, umso konkreter ist das Testergebnis. Benutzen Sie hierfür immer den vollständigen Namen, keine Abkürzungen oder Synonyme, da jeder Buchstabe seine Eigenschwingung hat. Während der Testung stehen Sie rechts von der Testperson, Ihre linke Hand befindet sich dabei in der Nähe der Schulter bzw. des Kopfes des Abzufragenden. Die Begründung hierfür ist der Links-rechts-Effekt im Körper. Dies bedeutet, dass Informationen links in den Körper hineingehen und rechts wieder herauskommen.

Teilweise lässt sich der Rutenausschlag aber auch von der Dosierung oder der Verpackung beeinflussen. Sollte die Rute bei einer Packung Salz beispielsweise negativ ausschlagen, dann nehmen Sie nur ein paar Körnchen in die Messhand und fragen erneut ab. Gleiches können Sie bei Mehl und Zucker versuchen. Dabei sind auch Ihre Gedanken und die der Versuchsperson entscheidend. Wenn Sie eine Packung Salz in der Hand halten und dabei denken, dass Sie die ganze Packung essen müssen, zeigt die Rute sicher ein „Nein". Wenn Ihnen aber bewusst ist, dass es sich immer nur um wenige Prisen handelt, kann die Rute auch ein „Ja" anzeigen.

Wenn Sie etwas testen, was sich in einer geschlossenen Verpackung befindet, kann der Rutenausschlag verfälscht sein. Öffnen Sie die Dose. Möglicherweise ändert sich dadurch der Ausschlag. Oder Sie nehmen den Inhalt der Dose in Ihre Hand und bekommen dadurch das sicherste Ergebnis. Experimentieren Sie noch mit weiteren Nahrungsmitteln und anderen Stoffen, die Sie im normalen Gebrauch haben. Z. B. Waschpulver, Zigaretten, Kaffee, Schokolade, Bier, Wein, Kleidung, Schmuck, Kosmetik usw.

Häufig reicht es auch aus, die Rute einfach schwingen zu lassen, ohne eine konkrete Frage zu stellen. D. h., Sie halten die Rute über das entsprechende Mittel, sagen und denken dabei nichts. Die Rute wird die Eigenschwingung des Produktes aufnehmen und Ihnen ein Positiv oder Negativ anzeigen. Diese Methode nutze ich gern bei Essensresten. Sie kennen das alle – nach einer gekochten Mahlzeit hat man meist noch etwas übrig. Dies bleibt auf dem Ofen oder im Kühlschrank bis zum nächsten Tag oder länger stehen. Irgendwann möchte man dieses nun essen, ist sich aber nicht sicher, ob es noch genießbar ist. So halte ich die Rute darüber, ohne irgendetwas zu denken oder zu sagen, und lasse mir von der Rute anzeigen, ob das Essen noch gut ist. Gleiches mache ich bei Milch- oder Joghurtpackungen. Das Ergebnis ist immer korrekt. Probieren Sie es aus!

3.3.1.3. Der Beziehungstest

Eine andere Möglichkeit der Abfrage ist der Beziehungstest. Hierfür halten Sie die Rute zwischen sich und beispielsweise einem Lebensmittel und sagen: „Beziehungstest bitte." Schwingt die Rute nun senkrecht, bedeutet dies eine Trennung, eine Dissonanz zwischen Ihnen und dem abgefragten Produkt – es ist nicht gut, unverträglich. Schwingt die Rute waagerecht, besteht eine Beziehung, eine Resonanz zwischen Ihnen und dem Lebensmittel – es ist verträglich, Sie können es essen.

Der Beziehungstest lässt sich, ebenso wie alle anderen Testverfahren, universell für alle Produkte und auch für Menschen anwenden. Wie der Begriff Beziehungstest schon aussagt, können Sie damit auch zwischenmenschliche Beziehungen austesten. Halten Sie die Rute zwischen sich und einem anderen Menschen, sagen Sie: „Beziehungstest bitte!" und Sie werden das Schwingungsergebnis sehen.

Für all diese Experimente gilt das Gleiche wie bei allen neu zu erlernenden Sachen, nämlich, dass noch kein Meister vom Himmel gefallen ist. D. h., erst die Übung macht den Meister. Sollten Sie mit Ihren Ergebnissen unzufrieden sein, widersprüchliche Ausschläge bekommen oder kaum einen Rutenausschlag verspüren, dann üben Sie weiter. Dabei werden Sie spüren, wie Sie immer sicherer werden. Um diese Sicherheit zu erlangen, helfen Ihnen auch folgende Übungen.

3.3.1.4. Spannende Experimente zur Informationsübertragung

Nehmen Sie einen Metallschlüssel in die linke Hand. Halten Sie die Rute darüber und beobachten Sie, was sie tut. Im Normalfall sollte sie nach rechts drehen oder ein „Positiv“ schwingen. Beides ist positiv. Legen Sie die Rute nun weg. Nehmen Sie den Schlüssel in die rechte Hand und denken Sie ca. eine Minute lang etwas Negatives. Entweder an eine Situation oder Sie denken Wörter wie: Hass, Krieg, Neid, Schläge, Bomben usw., was Ihnen gerade einfällt. Nach dieser Minute öffnen Sie wieder die Augen, nehmen den Schlüssel in die linke Hand, die Rute in die rechte und testen erneut über den Schlüssel. Sie werden feststellen, dass sich der Rutenausschlag verändert hat und nun ein „Negativ“ angezeigt wird.

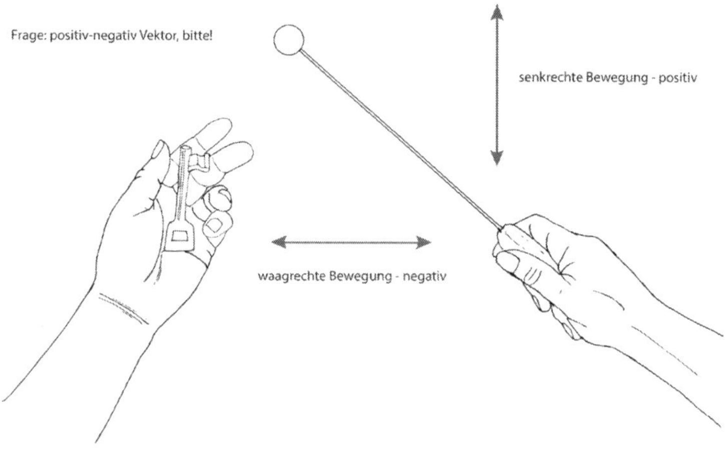

Das Bild zeigt die Vorgehensweise, um den Links-rechts-Effekt im Körper nachzuweisen.

Was ist geschehen? Die Informationen Ihrer Gedanken gingen auf den Schlüssel über. Dies ist mit der Rute nachweisbar. Der Schlüssel schwingt jetzt negativ. Sollte dies nicht der Fall sein, haben Sie nicht negativ genug gedacht. Vielen positiv denkenden Menschen fällt es schwer, so negativ zu denken. Probieren Sie es trotzdem noch einmal.

Dies soll natürlich nicht so bleiben. Deshalb machen Sie das Ganze noch einmal andersherum. Nehmen Sie den Schlüssel in die linke Hand, schließen Sie die Augen, denken Sie aber diesmal etwas Positives. Entweder an eine schöne Situation oder positive Worte, wie Frieden, Liebe, Segen, Glück, Blumenwiese usw. Nach einer Minute öffnen Sie wieder die Augen, nehmen den Schlüssel in die linke Hand, die Rute in die Rechte und testen den Schlüssel. Erfreut werden Sie feststellen, dass die Rute diesmal „Positiv" ausschlägt. Ihr Schlüssel schwingt nun wieder positiv.

Experiment zum Links-rechts-Effekt

Ein weiteres Experiment, um Ihnen den zuvor besprochenen Links-rechts-Effekt im Körper zu verdeutlichen, ist folgendes: Sie nehmen erneut Ihren Metallschlüssel. Testen Sie ihn noch einmal. Er sollte nach wie vor positiv ausschlagen. Nun besprechen Sie ihn, ebenso wie im ersten Experiment beschrieben, negativ. Sie ändern also wieder die Schwingungsinformationen von positiv auf negativ. Wenn Sie fertig sind, testen Sie den Schlüssel. Er soll negativ schwingen.

Jetzt nehmen Sie sich ein Glas Wasser. Das Glas soll möglichst einfach sein, ohne Werbung oder andere Zeichnungen. Das Wasser sollte ein gutes, reines Wasser sein. Auf keinen Fall mit Kohlensäure, Leitungswasser ist möglich. Testen Sie jetzt das Wasser. Ich hoffe, die Rute schlägt positiv aus oder rechtsdrehend. Sonst müssen Sie das Wasser oder das Glas oder beides ändern.

Der Schlüssel testet nun negativ, das Wasser positiv. Setzen Sie sich hin, nehmen Sie das Wasser in die rechte Hand, den Schlüssel in die linke. Schauen Sie auf den Schlüssel in Ihrer linken Hand und warten ca. zwei bis drei Minuten. Anschließend testen Sie das Wasser erneut. Das Wasser testet jetzt negativ.

Was ist geschehen? Durch den Links-rechts-Effekt in Ihrem Körper gelangte die Information Ihrer linken Hand, der negativ geladene Schlüssel, in Ihre rechte Hand und somit in das Wasser. Das Wasser als Speichermedium nahm die Information auf und speicherte diese. Somit schwingt das Wasser nun negativ.

Wie beim ersten Experiment werden wir das nicht so belassen, sondern wieder positiv umschwingen. Sie nehmen also den Schlüssel in die rechte Hand und besprechen ihn positiv. Anschließend nehmen Sie das negativ schwingende Wasser in die rechte Hand, den positiven Schlüssel in die linke, schauen auf den Schlüssel, warten ca. zwei Minuten und testen das Wasser nach. Es schwingt nun wieder positiv.

Diese Art von Experiment können Sie mit allen möglichen Produkten machen. Sie können die Information des Apfels auf das Wasser übertragen oder umgekehrt. Oder Sie experimentieren weiter mit Schlüsseln.

Möglich ist dies mit allen Stoffen und Materialien. Probieren Sie es! Übertragen Sie z. B. die Informationen von Heilsteinen auf Ihr Geld oder von positiv informiertem Wasser auf Ihren Schmuck.

Dies nennt man Informationsübertragung.

Merken Sie, wie leicht sich Informationen ändern lassen? Überlegen Sie dabei einmal, mit wie vielen Informationen unsere Lebensmittel informiert werden. Ob die Banane am Ende noch weiß, dass sie eine Banane ist?

3.4. Der Vektorenkreis

Die Neue Homöopathie nach Erich Körbler basiert auf der Erkenntnis, dass Informationen auf ein System positiv oder negativ wirken können. Jede Abweichung der Schwingung vom Sollzustand kann mit der Einhandrute gemessen und der Grad der Abweichung festgestellt werden. Mit geometrischen Zeichen kann die Abweichung korrigiert werden.

Um zu erkennen, wie weit die Information vom Sollzustand abweicht, wurde von Körbler eine Bewertung nach dem Vektorenkreis entworfen. Die Winkel des Vektorkreises entsprechen der Phasenverschiebung einer Sinuswelle, deren Wellenlänge von 0 Grad bis 360 Grad reicht. Eine Phasenverschiebung von 90 Grad entspricht dabei dem Vektor 3, eine Verschiebung von 180 Grad dem Vektor 5 und von 270 Grad dem Vektor 7. Über die Phasenverschiebung kann daher jede Schwingungsinformation beurteilt werden.

Um die Abweichung vom Sollzustand zu korrigieren beziehungsweise zu harmonisieren, werden in der Neuen Homöopathie Strichcodes verwendet, die den Vektoren 1 bis 9 zugeordnet sind. Diese Strichcodes, auch Körblerzeichen genannt, besitzen eine Antennenfunktion und wirken auf das bioenergetische Feld ein. Man erreicht damit eine Korrektur der Stressbelastung, die Selbstheilungskräfte werden gestärkt, das gesamte energetische

Biosystem kann sich regenerieren und der Heilungsprozess im ganzheitlichen Sinne setzt ein.

Anstelle von 5 Strichen kann auch das Sinuszeichen gesetzt werden. Das Sinuszeichen ist das Symbol für die Informationsumkehr in der Neuen Homöopathie. Zur Harmonisierung von Vektor 5 kann auch das Sinus verwendet werden, von Vektor 6 kann man neben den sechs Strichen auch den Strich-Sinus, für Vektor 7 Strich-Strich-Sinus und für Vektor 8 Drei-Strich-Sinus einsetzen.

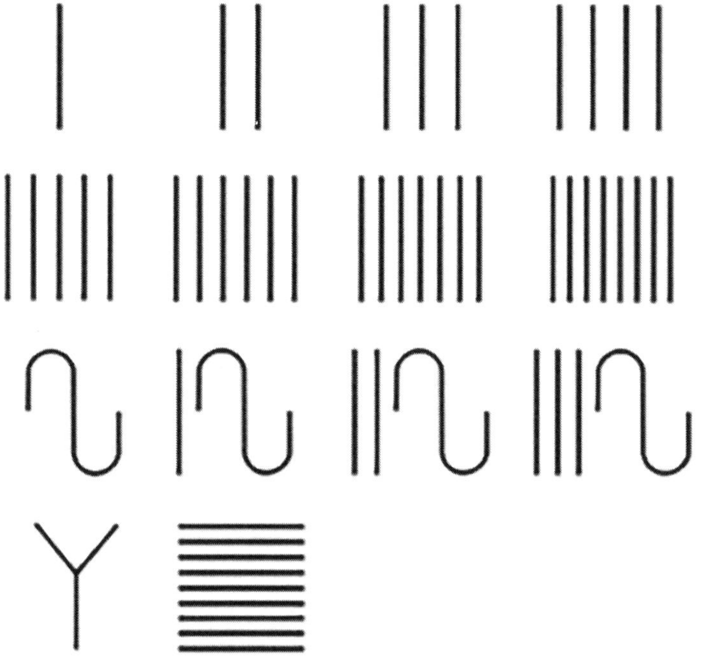

3.4.1. Zusammenfassung Vektorenkreis

Insgesamt kennen wir bei der Praxisorientierten Neuen Homöopathie 9 verschiedene Strichkombinationen. Zeichnen wir die entsprechende Strichkombination auf unseren Körper, bewirkt dies eine Harmonisierung der Schmerzstelle oder des Problems. Die Strichkombinationen werden Vektoren genannt und im Vektorenkreis zusammengefasst. Der Vektorenkreis zeigt also die

Vektorenkreis (vertikale Eichung)

ab 5 gilt der Vektor als unverträglich

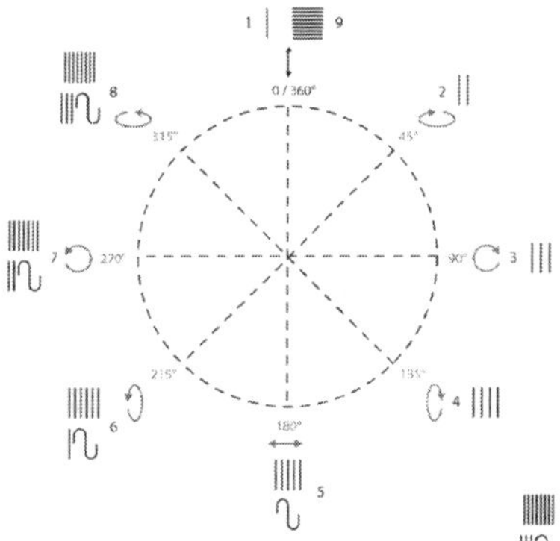

Vektorenkreis (total vertikale Eichung)

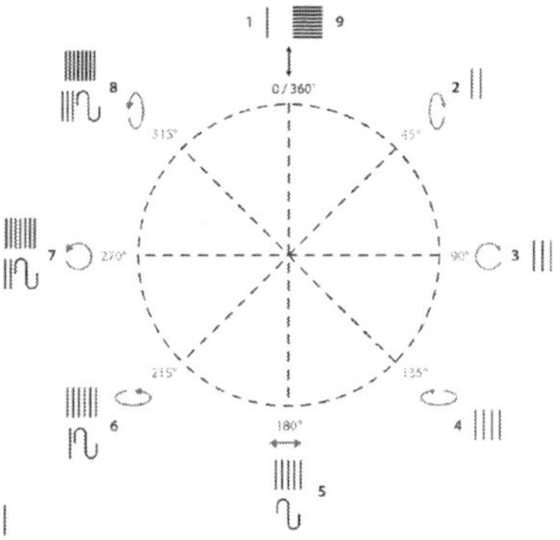

Vektorenkreis (horizontale Eichung)

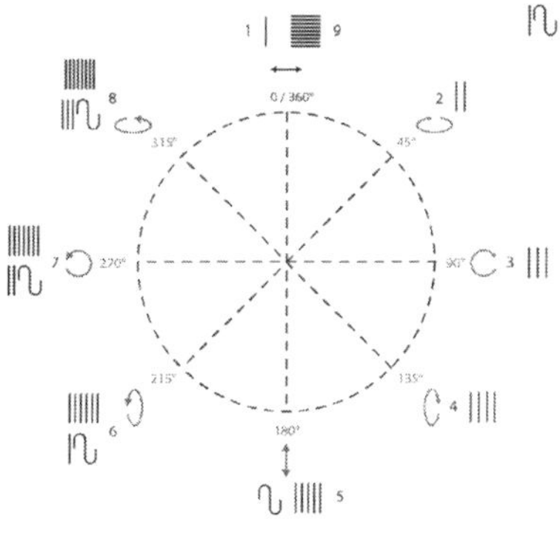

geometrischen Zeichen und die Verschiebung der eintreffenden Schwingungen. Wer die entsprechenden Rutenbewegungen beherrscht, kann anhand dieser Bewegungen den Vektor eindeutig erkennen.

Erkennbar auf diesen Vektorenkreisen sind die Verschiebungen der Schwingung in Grad, die Rutenbewegungen, um den entsprechenden Vektor ersichtlich zu machen, und das dazugehörige Umkehrzeichen, welches den verschobenen Vektor wieder in die Heilung bringt.

4. Kapitel: Abschluss 1. Teil

4.1. Zum Abschluss des ersten Teils noch ein Experiment

Wenn Sie mit einem Stift eine Linie auf ein Blatt Papier zeichnen, wird eine ultraschwache Spannung aufgebaut, wodurch ein minimaler Strom fließt. Dieses Phänomen ist mit messtechnisch sehr aufwendigen Verfahren nachweisbar oder aber mit Hilfe der Einhandrute. Die Linie hat, aufgrund ihrer Spannung, einen Plus- und einen Minuspool.

Probieren Sie es aus! Nehmen Sie ein unliniertes Blatt und ziehen darauf von links nach rechts einen ca. 10 cm langen Strich. Zeigen Sie nun mit dem Zeigefinger der linken Hand auf das linke Ende des von Ihnen gezeichneten Striches. Was geschieht? Die Rute schwingt positiv oder negativ. Berühren Sie mit dem Zeigefinger der linken Hand das rechte Ende des Striches. Was geschieht? Die Rute schwingt in die entgegengesetzte Richtung. Sollte das linke Ende des Striches positiv gewesen sein (so ist es meistens), dann ist das rechte Ende negativ. Damit haben Sie nachgewiesen, dass alles schwingt. Selbst ein Strich schwingt und besteht aus positiv und negativ geladenen Energien. Wenn schon ein Strich diese Energien besitzt, wie viel besitzt dann ein Buchstabe, ein Wort, ein ganzes Buch? Darum ist eines der ersten Aufgaben, nachdem man den Umgang mit der Einhandrute gelernt hat, das Abfragen seiner Bücher: Ist dieses Buch gut für mich / optimal für mich? Soll ich es kaufen / lesen? Soll ich es verschenken / wegwerfen / vernichten / verbrennen?

Anwendung findet ein Strich in der PraNeoHom® insbesondere bei der Entstörung von Narben. Er kann aber auch helfen, um Verspannungen auf der Wirbelsäule zu lösen. Hierfür wird er entweder waagerecht oder senkrecht auf oder neben die Wirbelsäule gezeichnet. Ebenso hilfreich kann er bei Schrauben oder Metalleinsätzen nach Knochenbrüchen wirken.

4.2. Zusammenfassung 1. bis 3. Kapitel

Die Neue Homöopathie ist eine Informationsmedizin, die auf den Forschungen des Physikers und Wissenschaftlers Erich Körblers aufbaut, der sie zu einer ganzheitlichen Methode entwickelte und deren Grundlage das physikalische Grundverständnis der Schwingungen ist.

Wenn man diese Methode verstehen möchte, ist es wichtig zu wissen, dass alles Schwingung ist. „Alles schwingt", sagt die moderne Wissenschaft, da jede Materie aus unterschiedlichen Atomen zusammengesetzt ist, um die Elektronen mit hoher Geschwindigkeit kreisen. So entsteht Schwingung. (Stallgeflüster.de)

Am besten stellt man sich alles als Schwingung vor – den Stuhl, die Pflanzen, das ganze Gebäude, unsere Organe, uns als Ganzes, aber auch jeden Gedanken, jedes Wort, jede Handlung. Wenn alles schwingt, ist auch alles Energie. Diese Schwingungen oder Wellen sind messbar. Man nennt sie Amplituden und misst sie in Hertz. Jede Welle ist charakterisiert durch Wellenlänge und Frequenz (Schwingung pro Sekunde gemessen in Hertz).

Diese Erkenntnisse waren Erich Körbler ebenso bekannt wie die neusten Errungenschaften aus der Quantenphysik. Durch persönliche Erfahrungen erweiterte er sein Wissen auf dem Gebiet der Traditionellen Chinesischen Medizin. Mit seinen Messinstrumenten konnte er die Wirksamkeit der TCM sowie das anatomische Vorhandensein der Akupunkturpunkte nachweisen. Ebenso die Wirksamkeit von Zeichen, welche auf die Haut, auf Schmerzstellen oder bestimmten Meridianpunkten gezeichnet werden. Die Zeichen wandeln Informationen und somit das Schwingungsfeld um und bringen es wieder in Harmonie. Dies ist eine Möglichkeit, die Selbstheilungskräfte des Körpers zu aktivieren.

Ein weiterer wichtiger Bestandteil der PraNeoHom® ist die Herstellung von Heilwasser mit Hilfe der entsprechenden Information. Ebenso lässt sich jedes andere Trägermaterial besprechen.

Diese Methode nannte Körbler „Neue Homöopathie®". Er wählte diesen Begriff, um die feinstoffliche Wirkungsweise seiner Methode und zugleich seinen neuen Ansatz zu betonen. Von Layenna Bassols Rheinfelder wurde sie aufgrund ihrer einfachen, praktischen Anwendung „Praxisorientierte Neue Homöopathie® – PraNeoHom®" genannt.

4.3. Ausblick

Ich ehre, respektiere und schätze Erich Körbler für seine wunderbare Arbeit, für das, was er erkannt, erforscht und für uns aufgearbeitet hat. Er war es, der für uns Türen geöffnet hat, um eine völlig neue Sichtweise auf Gesundheit und Heilung zu bekommen. Durch ihn durften wir bereits den Blick in die Zukunft wagen, in welcher Menschen durch reine Informationsübertragung geheilt werden.

Ich bewundere Layena Bassols Rheinfelder, welche die PraNeo-Hom® Ausbildung entwickelte, um diese wunderbare Methode zu verbreiten, damit so viele Menschen wie nur möglich damit arbeiten können. Außerdem schrieb sie die Bücher zur Ausbildung, mit welchen ich jahrelang arbeitete.

Wagt man aber einen kritischen Blick auf die reine Form der Neuen Homöopathie, so muss man feststellen, dass auch hier Krankheiten „nur" weggedrückt werden. Wenn auch sanft mit Wasserübertragung oder Zeichen, so stellt sich mir doch die Frage, ob es nicht besser wäre, die Ursache zu erforschen. Ist es nicht das, was an der Schulmedizin am meisten kritisiert wird? Dass sich die Ärzte nicht für die Ursachen der Schmerzen, Probleme und Krankheiten interessieren? Und jetzt tun wir das Gleiche?

Umso körperlicher das Problem ist, desto besser lässt es sich mit dieser Methode lösen. Schwieriger und langwieriger wird es, wenn das Problem aus anderen feinstofflichen Schichten als der rein körperlichen stammt.

Auch die Länge der Behandlung ist nicht zu unterschätzen. Gerade in einer Zeit, in der alles immer schneller geht, gehen muss, finde ich Behandlungen, die sich oft über Monate ziehen, doch sehr langwierig.

Körbler entwickelte die Methode und arbeitete an ihr. Nach seinem Tod blieb dies aber stehen. Es geschah eine kaum merkliche Weiterentwicklung.

Hier bin ich meiner Ausbilderin Johanna Gräf-Petzold unendlich dankbar, da sie die Methode weiterentwickelte und ihren Schülern zur Verfügung stellte. Sie war stets am Forschen und alles, was sie aus der geistigen Welt bekam, lehrte sie uns. Dies ist Bestandteil des nächsten Kapitels.

Teil II

5. Kapitel: Die UrLicht9er®-Methode

5.1. Die Weiterentwicklung der Praxisorientierten Neuen Homöopathie®

„Die Zeiten ändern sich und die Möglichkeiten, die den Menschen in die Hand gegeben werden, werden MÄCHTIGER.“

Dieser Satz stammte von Johanna Gräf-Petzold, meiner Ausbilderin. Durch sie durfte ich mir mein Wissen aneignen und sie war es, welche durch die geöffneten Tore des Universums schritt und mit mächtigeren Arbeitsmitteln herauskam. Sie erkannte, dass wir die Dinge, welche wir durch Wasserübertragung oder Zeichen harmonisieren, auch transformieren können. Durch Johanna Gräf-Petzold lernte ich neben der klassischen PraNeoHom® auch die Transformation kennen.

Nach meiner Ausbildung eröffnete ich meine eigene Praxis und beriet die Menschen, welche zu mir kamen. Dabei eröffneten sich auch mir stetig neue Beratungsmethoden. Immer häufiger kam Neues hinzu und immer seltener benutzte ich die Methoden von Erich Körbler.

Zwei Jahre nach meiner Ausbildung absolvierte ich die Ausbildung zur Dozentin. Danach war es mir möglich auszubilden. Dies liegt mir, als Lehrerin, natürlich im Blut. Ich gebe gern mein

Wissen weiter. Viele Jahre lang bildete ich meine Schüler in der Praxisorientierten Neuen Homöopathie® aus. Dabei, und bei meinen Beratungen, bemerkte ich immer häufiger, dass ich mich zusehends von der PraNeoHom® entfernte und inzwischen eine ganz eigenständige Methode entstanden ist. Ich musste handeln. Es musste ein eigenständiger Name gefunden werden, welcher die Methode widerspiegelt. Eine Rolle dabei spielte die Überlegung, was mir bei dieser Methode besonders wichtig ist. An dieser Stelle muss ich etwas ausholen und nochmals zu dem Vektorenkreis von Körbler zurückgehen.

Die optimale Schwingung auf dem Vektorenkreis ist der Vektor 9. Auch der Vektor 1 ist sehr gut, Vektor 9 ist aber optimal. Viele Jahre war das Ziel einer jeden Harmonisierung der Vektor 1 oder 9. Bei Energiearbeiten, d. h., wenn ich etwas mit Hilfe der Transformation harmonisiere, arbeitet die geistige Welt. Mit der Zeit stellte sich heraus, dass sich dabei auch zunehmend die dunkle Seite einmischte. Auch die dunkle Seite hat ihre Ordnung. Nur ist das eine Ordnung, die wir nicht wünschen. So geschah es, dass etwas im Vektor 9 schwang – nur war dies nicht der heilsame, harmonische Vektor 9, sondern der von der dunklen Seite. Seitdem nannten wir den Vektor 9 Lichtneuner, um sicherzustellen, dass es der Neuner ist, der im Licht ist und nicht in der Dunkelheit. Zur gleichen Zeit sendete ich die erdgebundenen Seelen, welche ins Licht wollten, mit der Besprechungsformel ins Licht. Dabei stellte sich nun heraus, dass es auch Irrlichter gab und so nicht alle Seelen, welche ich ins Licht schickte, auch im göttlichen Licht ankamen. Der Begriff „Licht“ musste exakter benannt werden. Daraus entstand schließlich „das göttliche Ur-Licht“. Dieser Begriff sagt aus, dass ich nur und ausschließlich nur mit dem göttlichen Urlicht zusammenarbeite. Es verdeutlicht, auf welcher Seite ich stehe, weil ich es bei all meinen Beratungen permanent ausspreche und sogar meine Methode so genannt habe. Das Ziel einer jeden Beratung ist nun der Ur-Licht-9er. Alle Klienten können sich so sicher sein, dass sie nur Energie von der göttlichen, lichtvollen Seite erhalten. Dies ist außerordentlich wichtig und ich möchte Sie auch darum bitten, dass Sie bei energetischen Beratungen darauf achten, dass dies gegeben ist. Tatsächlich arbeiten manche Heiler anders. Bitte achten Sie auf sich!

Heiler, die mit der lichtvollen Seite zusammenarbeiten, haben begriffen, dass wir nicht gegen etwas arbeiten, sondern die Schwingung transformieren und damit auf eine neue Ebene heben. Wir arbeiten für das Leben und verlassen damit die Ebene der krank machenden Frequenz.

Genau darin besteht die Lösung! ES GIBT FÜR ALLES EINE LÖSUNG! Dazu muss man aber das Problem kennen! Ignorieren löst keine Ursachen. Wissen ist Macht – dann können wir handeln. So wundern sich viele, warum ich immer wieder bestimmte Probleme anspreche, welche es auf der Welt gibt. Aber natürlich werden wir davon beeinflusst! Jeder! Ob man diese Probleme wahrhaben möchte oder nicht. Die Strahlung des Funkturmes wirkt auf den menschlichen Organismus negativ. Dabei spielt es keine Rolle, ob ich das glaube oder nicht, ob ich mich damit beschäftige oder nicht. Der Vorteil, wenn ich mich damit beschäftige, ist der, dass ich dann etwas dagegen tun kann. Stecke ich hingegen den Kopf in den Sand, hilft mir niemand. Gleiches gilt für Chemtrails. Die Gifte rieseln auf uns herab, ob ich Chemtrails wahrhaben möchte oder nicht. So werden wir von vielen Dingen beeinflusst, mit denen sich nicht jeder gern beschäftigen möchte. Das Problem, welches ich dabei sehe, ist folgendes: Wenn man sich mit Sachen, die uns mehr schaden als nützen, beschäftigt, bekommen die meisten Menschen Angst. Angst hat eine niedrige Schwingung. Auch daran erkennt man

Menschen oder Gruppen (insbesondere in den sozialen Medien), die vorgeben helfen zu wollen, doch dabei mehr Schaden anrichten. Wenn Ihnen jemand etwas erzählt, das Ihnen Angst macht, und Ihnen KEINE Hilfe anbietet, bleiben Sie in der Angst, verbunden mit Hilflosigkeit, stecken. Das ist stark negativ! An dieser Stelle wäre es tatsächlich besser, sich nicht mit den Themen auseinanderzusetzen. Bitte merken Sie sich: Wenn Ihnen jemand etwas erzählt, das Ihnen Angst macht, muss Ihnen derjenige auch eine Lösung anbieten! Möglicherweise führt jemand, der Ihnen keine Lösung anbietet, auch nichts Gutes im Schilde.

Bei meinen Beratungen finde ich oft Ursachen, über welche meine Klienten noch nie nachgedacht hatten, die sie aber fühlten, es aber nicht wahrhaben wollten oder schlichtweg nichts damit anfangen konnten. Ich erkläre ihnen dann, was diese Ursache bedeutet und welche Auswirkungen sie haben kann. Anschließend transformiere ich sie.

Auch bei meinen Treffen oder Stammtischen werden Themen angesprochen, mit denen man sich häufig lieber nicht beschäftigen möchte. Aber sie müssen angesprochen werden, weil sie gerade jetzt wichtig sind, weil sie aktuell die Menschen beeinflussen. Denken Sie daran: Das Böse schläft nie! So müssen auch wir stets achtsam sein. Anschließend können wir die negativ wirkenden Energien direkt transformieren oder anderswertig harmonisieren. Jeder kann dann mit einem guten Gefühl, behütet und beschützt nach Hause gehen.

Die UrLicht9er®-Methode bedeutet also, dass ich ausschließlich mit dem Ur-Licht zusammenarbeite. Mit der Ur-Energie, der ursprünglichen Energie, um alles wieder dorthin zu schwingen, wie es ursprünglich angedacht war. So kann sich jeder Klient, jeder Auszubildende sicher sein, dass auch er einzig und allein mit der göttlichen Energie harmonisiert wird."

Bei der Weiterentwicklung der PraNeoHom® hat sich auch der Vektorkreis erweitert. Der vorgestellte Vektorenkreis von Körbler mit den Vektoren von 1/9 bis 8 befindet sich, sosehr die Schwingungen auch verschoben sein mögen, trotzdem im Licht. Daneben gibt es noch den dunklen Neuner, welcher sich auf der dunklen Seite befindet. Dieser kann einfach oder mehrfach ausgeprägt sein.

Bewusstsein entsteht aus den Faktoren Energie und Information, stellte bereits der Quantenphysiker David Bohm fest. Dieses Prinzip macht sich die Neue Homöopathie nach Körbler zunutze. Der Mensch ist täglich mit unterschiedlichsten Belastungen aus seiner Umwelt konfrontiert. Das Immunsystem muss sich gegen Krankheitserreger wie Viren, Bakterien oder Mykosen zur Wehr setzen, der Stoffwechsel ist durch Toxine belastet. Immer mehr Menschen, vor allem Kinder, leiden an Allergien oder Nahrungsmittelunverträglichkeiten. Traumatisierende Lebenserfahrungen wirken nachhaltig auf Körper und Seele. Auf der 8. Körbler-Tagung 2006 zeigten Anwender der Neuen Homöopathie, wie man mithilfe von Strichcodes die Selbstheilungskräfte so unterstützt, dass der Organismus mit den zahlreichen Umwelteinflüssen besser zurechtkommt. Erläutert wird unter anderem der Einsatz der Körbler-Zeichen bei Borreliose, zur Toxin- und Mykosenausleitung, bei Impfbelastung, Traumatisierung, Systemischen Verstrickungen sowie Allergien und Futtermittelunverträglichkeiten bei Tieren.

5.2. Transformation

„Unter Transformation versteht man den Prozess der Veränderung vom aktuellen Zustand (IST) hin zu einem angestrebten Ziel-Zustand in der nahen Zukunft. Eine Transformation repräsentiert einen fundamentalen und dauerhaften Wandel." (https://www.fuehren-und-wirken.de/)

Transformation ist reine Energieübertragung. Nachdem ich den Auftrag zur Transformation gegeben habe, läuft die Rute. Sie macht dabei verschiedene Bewegungen, die ich nicht steuern kann. Durchgeführt werden sie von der geistigen Welt. Darum ist es besonders wichtig, mit der göttlichen Welt zusammenzuarbeiten, um Einmischungen von der dunklen Seite auszuschließen. Die Rutenbewegungen sind sehr unterschiedlich, allerdings hat jede Bewegung ihre Bedeutung. Obwohl der Klient während der Transformation nicht berührt wird, spürt er Veränderungen.

5.3. Praktische Anwendung

„Probleme kann man niemals mit derselben Denkweise lösen, durch die sie entstanden sind." Albert Einstein

Wenn alles schwingt und somit alles aus Atomen und subatomaren Teilchen besteht, dann hat auch alles Intelligenz. Wenn alles Intelligenz hat, kann ich mit jeder Sache sprechen.

Im Detail bedeutet dies, dass das Problem, mit welchem der Mensch zu mir kommt, genau weiß, welche Methode bei ihm die effektivste ist.

Nehmen wir zum besseren Verständnis ein Beispiel: Jemand kommt zu mir in die Praxis, weil ihn Knieschmerzen plagen. Nachdem ich den Vektor und somit die Qualität (siehe 3.4.) der Knieschmerzen erfragt habe, frage ich das Knie, ob ich etwas tun kann und wenn ja, mit welcher Methode. Zur Auswahl stehen mir dabei verschiedene Arten von Zeichen, die Wasserübertragung, Besprechungsformeln, Kartensets oder die Transformation. Mit Hilfe der Einhandrute bekomme ich nun die Antwort und somit die optimale Heilungsmethode des Knies. Diese Methode wende ich dann an.

Möchte das Knie ein Zeichen, frage ich genauer nach, welches Zeichen konkret, an welche Stelle soll es gezeichnet werden und wie lange verbleibt es dort.

Möchte das Knie die Wasserübertragung, mache ich die Wasserübertragung und frage anschließend, wie oft diese wiederholt werden soll.

Möchte das Knie die Transformation, wende ich diese an. Meine linke Hand befindet sich dann entweder in der Nähe des Knies (da hier die Schmerzstelle ist) oder an der rechten Schulter bzw. der rechten Gehirnhemisphäre (da auf der rechten Seite die Informationen austreten) des Klienten. In der rechten Hand halte ich die Rute. Nun spreche ich den entsprechenden Satz, damit die Transformation starten kann. Daraufhin beginnt die Rute mit verschiedenen Bewegungen, wobei jede Richtung einer bestimmten Bedeutung unterworfen ist. Eine waagerechte Rechts-links-Bewegung bedeutet z. B., dass pathologische Strukturen weggeräumt werden, senkrechte Auf-Ab-Bewegungen bedeuten eine Energieaufladung. Häufig spüren die Klienten bereits während der energetischen Arbeit etwas, was aber nicht unbedingt sein muss. Oft spüre ich sehr viel, manchmal bemerkt keiner etwas, zu einem anderen Zeitpunkt haben der Klient und ich das gleiche Gefühl. Darüber sollte man sich keine Gedanken machen – So wie es ist, so ist es. Wichtig ist hier ins Vertrauen zu gehen. Nach einer gewissen Zeit hört die Rute auf sich zu bewegen. Dann ist die Transformation beendet. Möglicherweise ist die Transformation damit vollständig beendet. Es kann aber auch möglich sein, dass mir die Rute anzeigt, dass das Knie noch etwas anderes wünscht, z. B. noch ein Zeichen.

Was lässt sich alles harmonisieren?

Hier gibt es keinerlei Grenzen. Es spielt keine Rolle, ob es sich um einen körperlichen, psychischen oder seelischen Schmerz handelt.

Manche Menschen kommen zu mir, weil sie Ängste haben. Angst vor dem Autofahren, Angst vor dem Alleinsein oder Platzangst. Andere haben Probleme mit ihrem Partner, sind in ihrer Ehe unglücklich oder haben Streit mit den Kindern. Wieder andere haben körperliche Beschwerden.

Es spielt keine Rolle, welches Problem vorliegt, da auch alle Probleme oder Schmerzen Schwingungen sind. Wenn Sie z. B. Probleme mit einem Arbeitskollegen haben, bedeutet dies, dass die Schwingung zwischen Ihnen nicht passt. In diesem Fall teste ich den Vektor der Beziehung und harmonisiere diese anschließend. Gleiches gilt für alle anderen Probleme.

5.4. Die Ursachenforschung

Allerdings lässt sich nicht jedes Problem so leicht lösen wie eben angegeben. Oft bedarf es zur vollständigen Lösung einer Ursachenforschung. Dies ist richtig und wichtig. Hier wird es richtig spannend, weil man durch die Ursachenforschung sehr tief in die Materie eindringen kann. Insbesondere dann, wenn die Unterursache eine Rolle spielt, also die Ursache der Ursache gesucht werden möchte. Dies ist genau das, worauf die Menschen all die Jahre gewartet hatten. Es macht die Methode so wertvoll! Wie oft war man schon wegen eines Symptoms beim Arzt, der dann mit seinen Mitteln versuchte, das Problem zu beheben, obwohl man sich eigentlich fragte, was die Ursache der Erkrankung ist und warum ihn die Ursache nicht zu interessieren schien.

Tatsächlich ist es so, dass nur die Ursachenforschung das Problem beheben kann. Denn hier greifen wir an der Wurzel an. Die Ursache zu suchen und zu finden, bedeutet die Disharmonie von ihrem Ursprung her zu harmonisieren. Was bringt es mir denn, das Magengeschwür zu harmonisieren, wenn die wahre Ursache die unglückliche Partnerschaft ist?

Die meisten Menschen machen sich über die Ursachen ihrer Probleme Gedanken. Dabei kommen sie auf die unterschiedlichsten Ideen, welche man sich mit dem Bewusstsein zu erklären versucht. Bei der Ursachenforschung, welche ich mit Hilfe der Einhandrute durchführe, gehe ich jedoch in das Unterbewusstsein. Hier erfahre ich die wahren Gründe für das Problem. Stellen Sie sich das menschliche Bewusstsein wie einen Eisberg vor. Das Eis, welches über der Wasseroberfläche ist, stellt dabei unser Bewusstsein dar. Hiermit versuchen wir uns unsere Welt zu erklären. Der große Eisberg liegt aber unter Wasser. Das ist unser Unterbewusstsein. Hier sind die wahren Ursachen versteckt. Hierhin kann ich mit der Rute vordringen und Ursachen finden, an die man nicht gedacht hätte, welche aber bei näherer Betrachtung vollkommen schlüssig sind.

Ich möchte Ihnen ein paar **Beispiele** nennen:

Eine Klientin klagte über Angst vor Spinnen und dachte, die Ursache liege in der Kindheit, weil sie damals beim Spielen unangenehme Erfahrungen mit Spinnen machte. Der wahre Grund lag sehr viel tiefer, in einem früheren Leben. Hier wurde sie von Spinnen gebissen und starb daran.

Eine Klientin fühlte sich in ihrem Wohnort nicht wohl. Gern würde sie umziehen, was aber die Umstände nicht zuließen. Lange Zeit überlegte sie, was wohl die Gründe dafür sein mögen. Schließlich erkannten wir dank der energetischen Arbeit, dass sie sich mit den Jahren der Unzufriedenheit eine unbewusste Selbst-Sabotage auferlegt hatte. Somit sabotierte sie sich selbst so sehr, dass sie nicht umzog, obwohl sie den starken Wunsch danach verspürte. Erst durch die Auflösung dieser Sabotage gelang ihr ein immer klarer werdender Blick auf ihre Situation.

Eine weitere Klientin hatte in letzter Zeit immer häufiger Streit mit ihrem Mann. Sie konnte es sich nicht erklären, da sie endlich am Ziel angekommen waren und ein gemeinsames Haus hatten. Der Grund, welchen wir erkennen duften, war, dass den Mann die finanzielle Belastung des Kredites und die gesamte Arbeit, welche ein Haus mitbringt, so niederdrückten, dass er damit nicht glücklich war, sondern es gern wieder loshätte. Er fühlte sich durch das Haus in seiner Freiheit eingeengt, konnte dies seiner Frau allerdings so nicht kommunizieren, da es ihm selbst nicht wirklich bewusst war. Erst durch die energetische Arbeit löste sich dieser Knoten.

Ein Klient hatte seit einiger Zeit rote Augenlider. Sämtliche Versuche, diese wegzubekommen, schlugen fehl. Die Ursache fand ich darin, dass er einen Wurm hatte. Schulmedizinisch bestätigte sich dies später. Es wurden Sporen eines inzwischen toten Wurmes gefunden.

Ich könnte Ihnen Unmengen solcher Beispiele erzählen. Inzwischen ist die Ursachenforschung so groß und kompakt geworden, dass sie ein eigenständiges Nachschlagewerk geworden ist. Es gibt Ursachen körperlichen Ursprungs, seelischen, geistigen, karmischen, weltlichen, universellen, zwischenmenschlichen usw. Manche Ursachen kommen von innen, also vom Menschen selbst, andere von außen, durch äußere Umstände.

5.4.1. Besetzungen

Eine völlig andere Ursache für Beschwerden jeglicher Art können Besetzungen sein. Wir alle können von den unterschiedlichsten Energien besetzt sein oder werden. Dabei muss ganz klar gesagt werden, dass Besetzungen die tatsächliche und häufigste Ursache für sämtliche Beschwerden und Missstände sind. Sie sind für fast alles verantwortlich, was hier auf der Erde an negativen, krankmachenden, dunklen und unmenschlichen Dingen passiert.

Insgesamt gesehen wirken Besetzungen und / oder Fremdenergien als negative, energetische Einflüsse auf den Menschen. Es sind Dinge, die nicht zu unserem Wesenskern gehören. Auch Muster, Handlungen, Gefühle, Gedanken – alles, was einmal gesagt, gedacht, gefühlt oder getan wurde, kann als Besetzung wirken. Testen kann man dies als Besetzung, Anhaftung, Beeinflussung, Belastung, Benutzung, Ausnutzung, Täuschung, Manipulation, Zerstörung, Energieräuber, Einwirkung, Sabotage, energetische Verbindung oder Verstrickung. Sie wirken entweder im Körper, in den Zellen oder als Zellerinnerung / Zellgedächtnis oder außerhalb des Körpers in den verschiedenen Auraschichten, der Matrix oder dem morphogenetischen Feld.

Bei meinen Beratungen unterscheide ich, als wichtigstes Kriterium der eben genannten, zwischen Besetzung, Beseelung und Besessenheit.

Besetzungen kommen dabei am häufigsten vor. Hier halten sich die fremden Energien und Wesenheiten direkt um die Aura des Menschen auf. Dabei versuchen sie dem besetzten Menschen Gedanken einzugeben, attackieren ihn und versuchen ihn zunehmend zu übernehmen. Ebenso können sie die Menschen wütend, aggressiv, traurig oder depressiv machen.

Bei der Besessenheit befindet sich die Fremdenergie direkt im Energiefeld des Körpers. So hat sie direkten Einfluss auf all die Handlungen des Menschen, da der Mensch von der fremden Energie komplett beeinflusst wird. Der Eindringling kann so auch den Seelen- oder Lebensplan des Menschen beeinflussen oder ändern. Mit der Zeit „arbeitet" sich die Fremdenergie immer mehr vor, so dass schließlich aus der Besessenheit eine Beseelung wird. Bei der Beseelung wird der Mensch komplett übernommen, Er steht sozusagen neben sich, benimmt sich meist anders als gewohnt. Schizophrene Menschen sind häufig beseelt. Bei Beseelungen agiert nur noch die Hülle des Menschen, die Seele ist aus dem Körper ausgetreten und wurde von einem Geistwesen übernommen, der ihn dann vollkommen steuert.

Neben der Schizophrenie kann der Mensch auch geistig behindert wirken, da er keinen Zugang mehr zu seinem Geist hat. Meist werden diese Menschen in die Psychiatrie eingewiesen, wo sie dann vor sich hinvegetieren.

Als kleine Zusatzinfo, da die bekannteste Art der Austreibung von Fremdenergien Exorzismus ist, aber niemand darüber spricht: Laut dem Geistheiler Sananda finden täglich Exorzismusfälle statt, da Dämonen existieren – ob man daran glaubt oder nicht. Allein in Deutschland 300.000 bis 500.000 im Jahr. Über all dies wird nicht gesprochen, es wird totgeschwiegen. So wie alles, was mit unsichtbaren Kräften oder energetischen Aspekten zu tun hat. Jedoch muss uns bewusst sein, dass dies nicht überall auf der Welt so üblich ist. In vielen Kulturen gehört die geistige Welt ganz selbstverständlich zum täglichen Leben dazu. So schreibt Prof. h. c. Manfred Kramers in seinem Buch „Geistwesen und ihr Einfluss auf unser Leben“: „In England, auf Island und in Thailand ist es nicht unüblich, Depressionen oder seelischen Stress durch die Anwesenheit von Fremdwesen bzw. durch erdgebundene Geister zu erklären, wenn sonst keine Ursache in Frage kommt. Hierfür gibt es Spezialisten. Auch in der Schweiz und in Österreich geht man offener mit dem Thema um. Keinesfalls würde man diesen Ansatz ins Lächerliche ziehen.“ So ist bei uns auch der Exorzismus eher aus Horrorfilmen und dem Mittelalter bekannt. Allerdings wird er insbesondere von der katholischen, aber auch von der evangelischen Kirche weitergeführt. Allein in Deutschland finden sechs bis sieben Exorzismen pro Tag in der evangelischen Kirche statt. Die meisten Exorzismen werden jedoch von der katholischen Kirche durchgeführt. So führte der oberste Exorzist des Vatikans nach eigenen Angaben mehr als 100.000 Exorzismen durch. Es handelte sich hierbei um den italienischen Priester Gabriele Amorth, der von 1986 bis zu seinem Tod im Jahr 2016 der oberste Exorzist des

Vatikans war. (thevaticantickets.com, letzter Zugriff am 8.3.2024, 18.50 Uhr) Aktuell gehören dem, vom Vatikan anerkannten, Verein für Exorzisten etwas 250 Exorzisten aus 30 Ländern an. (https://de.m.wikipedia.org)

Wenn Klienten das erste Mal zu mir kommen, kann ich davon ausgehen, dass sie besetzt sind. Es gibt kaum einen Menschen, der nicht besetzt ist. Die leichteren Fälle sind besetzt von einer Seele, einem Seelenanteil, einem Krankheits- oder Elementalwesen, schwierigere Fälle von einem Dämon, Repto oder Drago. Es gibt unzählige Besetzungen am oder im Menschen oder an Tieren. Vergleichbar sind diese mit Parasiten, wobei sich Besetzungen von der Energie des Menschen ernähren. Sie bekommen von Gott keine Energie und müssen sie sich deshalb anders besorgen – über die Energie von Menschen oder Tieren. JEDE Besetzung zieht Energie – JEDE Besetzung saugt unsere Lebensenergie ab! Wenn man dazu noch versteht, dass 80 % aller Krankheiten durch Energiemangel entstehen, sollte jedem verständlich sein, warum Besetzungen für die allermeisten Krankheiten verantwortlich sind! Die Menschen selbst spüren die Besetzung nicht immer. Erst wenn ich sie weggenommen habe, ist eine deutliche Erleichterung spürbar. Feinfühligen Menschen bzw. Menschen, die sich mit dem Thema Besetzungen auseinandergesetzt haben, ist es möglich Besetzungen zu spüren. Typische körperliche Symptome sind hierbei Rücken- und Nackenschmerzen, regelmäßige Bauchkrämpfe, Schulterbeschwerden oder Probleme mit den Zähnen. Psychisch sind Besetzungen an Persönlichkeitsänderungen erkennbar, daran, dass der Besetzte hin und wieder Dinge tut, die für ihn untypisch sind, er keine Selbstbeherrschung hat und das man häufig das Gefühl hat, dass man es mit zwei verschiedenen Menschen zu tun hat.

Eine intakte Aura schützt uns zwar vor Besetzungen, aber sie bekommt manchmal Löcher, in welche diese Parasiten schlüpfen können. Umso länger der Mensch besetzt ist, umso mehr Lücken entstehen in der Aura für neue Besetzungen und umso weiter wandert die Besetzung in den Körper hinein, um den Menschen zunehmend zu steuern. Geöffnet ist die Aura in Zeiten großer Probleme, bei Stress, Krankheit, Unwohlsein, kurz gesagt, wenn man aus seiner Mitte herausgerissen wurde und sich nicht gut fühlt. Geöffnet wird sie aber auch durch sämtliche Süchte, wie Alkohol-, Nikotin- und Drogenkonsum, Koma, Schock, traumatische Erlebnisse und Angstzustände. Sehr leicht können Besetzungen während Operationen oder Unfällen eindringen.

Besetzungen halten die Menschen immer „unten", halten sie immer „klein". Natürlich kann ein besetzter Mensch keine Bewusstseinserhöhung erlangen, wenn sein Bewusstsein gesteuert und / oder gedeckelt wird. Besetzungen haben Spaß daran, wenn dem Besetzten schlimme Dinge geschehen – er stolpert und hinfällt, mit dem Kopf gegen die Tischkante fällt, einen Unfall baut oder mit seinen Kindern schimpft. Dinge, die uns den Alltag erschweren, werden so gesteuert. Wie oft haben Sie schon Ihren Schlüssel gesucht, obwohl Sie sich sicher waren ihn an einen bestimmten Platz gelegt zu haben? Wie oft sind Sie fast grundlos und plötzlich aggressiv geworden oder haben mit Ihren Kindern geschimpft, weil diese plötzlich losschrien? Vielleicht wurden sie ja gerade von Geistwesen geärgert?

Die Besetzungen hören nicht damit auf Energie abzusaugen, notfalls bis zum Tod des Wirts. Vergleichbar ist dies mit dem Verhalten von Parasiten auf körperlicher Ebene. Beide, die Parasiten auf körperlicher Ebene und die energetischen, saugen so lange, bis sie den Wirt wechseln oder gestoppt werden. Dabei klammern sie sich an unsere Aura, an unseren Emotionalkörper und geben Gefühle und Gedanken ein, wodurch eine Wesensveränderung geschieht. Die betroffene Person kann dann aggressiv werden, Hass gegen jemanden bekommen oder negative Gefühle aufbauen, wobei die entsprechende Person sich das selbst gar nicht erklären kann, gar nicht weiß, warum sie diese Gefühle nun hat. Das Gefährliche daran ist, dass die Menschen selbst nicht merken, dass sie in ihrer Gefühls- und Emotionalwelt beeinflusst werden. In schlimmen Fällen werden die Menschen so sehr von der anhaftenden Energie gesteuert, dass sie es selbst leugnen besetzt oder beseelt zu sein. Der Grund hierfür ist der, dass die Energie sich bei ihrem Wirt wohlfühlt und nicht verjagt werden möchte.

An dieser Stelle ist es noch wichtig zu verstehen, dass der Mensch von Natur aus ruhig, ausgeglichen und gesund ist. Alles, was davon abweicht, hat mit Besetzungen zu tun! Die Besetzten werden manipuliert, Dinge zu tun, die sie so nicht tun würden. Hierzu gehören sämtliche Arten von Süchten, Verhaltensänderungen und insgesamt alles, was von der Norm abweicht. Aber auch wenn man plötzlich kein Gefühl mehr für seinen Partner hat, kann das mit Besetzungen zu tun haben. Auch hier sind Manipulationen im Spiel. Menschen verändern sich in ihrer Persönlichkeit. Es ist ja auch nicht normal, dass Menschen, die sich einmal geliebt haben, vor Gericht stehen und sich um die Kinder streiten, nur um dem anderen weh zu tun. Hier ist Fremdbeeinflussung im Spiel. Ebenso wenn Menschen ihre Interessen ändern, ihren Geschmack oder sich ganz allgemein im Wesenskern verändern. Aber auch sämtliche Arten von sexuellen Abweichungen sind auf Fremdenergien zurückzuführen – Homosexualität, sexuelle Perversitäten, sich im falschen Körper zu fühlen oder Fetischismus jeglicher Art.

So werden laut Dr. Wickland 80 % aller Depressionen und 90 % aller Selbstmorde von geistigen Fremdwesen bzw. Besetzungen ausgelöst.

Kommen wir nun aber zu den verschiedenen Arten von Besetzungen, wovon es unzählige gibt. Ich möchte mich hier auf die wichtigsten beschränken, da sie am häufigsten vorkommen, und erläutern, woran man sie erkennt.

5.4.1.1. Seelen

Die wohl häufigsten Besetzungen sind Seelen von Verstorbenen. Nach dem Tod eines Menschen vergeht nur sein Körper. Seine Seele sollte optimalerweise zurück in das göttliche Urlicht gehen, in die Quelle, aus der wir alle stammen. Aus den verschiedensten Gründen heraus tun dies aber nicht alle Seelen. Z. B. Angst, Angst vor Gott, großem Scham- oder Schuldgefühl, Gier, Neid, Hass, aber auch Sorgen können dazu führen, dass nicht alle Seelen ins Licht gehen. Auch das Festhalten an materiellem Besitz oder an einem nahen Mitmenschen kann dazu führen, dass die Seele auf der Erde verbleibt. Ebenso aber auch Liebe oder der dringliche Wunsch helfen zu wollen. Häufig befinden sie sich dann sehr lange auf der Erde oder in sogenannten Zwischenwelten. Man spricht hier von erdgebundenen Seelen. Möglich ist dies auch nach Organspenden oder mangelnder Auflösung des Körpers. Solche Seelen Verstorbener irren auf Erden herum. Häufig wissen sie gar nicht, dass sie gestorben sind. Dies kann auch geschehen, wenn jemand durch ein plötzliches Schockerlebnis ums Leben kam.

Da diese Geistwesen ohne Energie nicht existieren können, haften sie sich an lebende Menschen oder Tiere, zu denen sie sich aufgrund von Resonanz ihrer Gefühls- und Gedankenschwingungen hingezogen fühlen. Meist ohne dass diese Menschen etwas davon bemerken. Die Besetzung kann schon im frühen Kindesalter stattfinden und es können etliche Energien sein, die an jedem von uns hängen. Eine verstorbene Raucherseele sucht sich beispielsweise einen Raucher, besetzt ihn, beeinflusst ihn, mehr zu rauchen, und raucht so mit.

Irgendwann, wenn ihr Zeitfenster dafür offen ist, möchten sie gern die Erde verlassen, schaffen dies allerdings meist nicht aus eigener Kraft. Deshalb besetzen sie jemanden, der sie dann ins Licht schicken kann, oder bereiten ihrem Wirt so viele Schmerzen, bis dieser sich schließlich Hilfe suchen muss. Das ist von den Seelen keinesfalls böse gemeint, sie brauchen „nur" jemanden als „Sprungbrett". Jeder liebevolle Heiler würde dies sicher gern tun. Zumal es auch Möglichkeiten von Automatismen gibt, sollten diese Besetzungen zu viel werden.

5.4.1.2. Seelenanteile

Daneben existieren auch Seelenanteile oder Besetzungen von lebenden Seelen. Seelenanteile gibt oder empfängt man häufig in bestimmten Notsituationen. So gibt z. B. die Mutter ihrem Kind einen Seelenanteil ab, wenn dieses vor einer lebenswichtigen Operation steht. Oder die Schwester gibt dem kleinen Bruder einen Seelenanteil ab, um ihn in bestimmten Notsituationen zu trösten. Seelenanteil sind oft wichtig, wenn der Schmerz so groß ist, dass die Person es kaum überleben könnte. Dies ist richtig und gut so. Allerdings müssen diese Seelenanteile auch wieder zurückgeholt werden, wenn das Geschehene vorbei ist bzw. wenn die Person, die ihn erhalten hat, nun ihr eigenes Leben leben möchte, durch den Seelenanteil aber daran gehindert wird.

Jedoch sollte auch der Geber seinen Seelenanteil zurückbekommen, da sonst seine Seele nicht vollständig ist. Die Auswirkungen solcher Seelenanteile sind z. B. so unangenehme Gefühle wie „sich nicht ganz beieinander fühlen", „fremdgesteuert sein", Energie- und Lustlosigkeit, Müdigkeit, Erschöpfung, Traurigkeit, Depression, „Stimmen hören", am allermeisten aber das Gefühl nicht voranzukommen. Natürlich kann ein Mensch mit einem fremden Seelenanteil nicht vorankommen, nicht seine Ziele verwirklichen. Er lebt ja das Leben eines anderen. Dem anderen hingegen geht es ähnlich, weil ihm ja seine Seelenanteile fehlen.

Im Mittelalter zerstückelte man Menschen, die als bösartig galten, nach ihrem Tod in mindestens vier Teile und vergrub sie verstreut in alle vier Himmelsrichtungen mit dem Ziel, dass diese Seele, aufgrund der Zerteilung, nicht mehr zusammenfindet, dadurch nicht aufsteigen kann und so auch nicht wiedergeboren wird.

5.4.1.3. Lebende Personen

Besetzungen von lebenden Personen äußern sich meist sehr heftig. Sie geschehen, wenn eine Person bewusst oder unbewusst sehr an die andere Person denkt. In meiner Praxis erlebe ich dies, wenn z. B. die Frau sich bei mir beraten lässt oder eine Ausbildung machen möchte, aber der Ehemann das nicht will. Dies spüre ich u. a. daran, dass ich plötzlich Antworten erhalte, welche nicht mehr stimmen können. Die lebende Seele muss dann besänftigt werden, indem man sie fragt, was ihr Problem ist, und dieses dann energetisch behebt oder entkoppelt.

Besetzungen mit Seelen oder Seelenanteilen äußern sich häufig mit innerer Schwere, Traurigkeit, Zweifel, Verzweiflung, Ohnmacht und Verbitterung.

5.4.1.4. Dämonen

Neben diesen drei „typischen" Besetzungen gibt es aber noch viel mehr. Eine sehr unangenehme, da oft schmerzhafte Besetzung ist die Besetzung von Dämonen oder anderen stark negativen oder dunklen Energien oder Wesenheiten. Je nachdem, wie viel Kraft der Dämon besitzt, kann dies von schmerzhaften Schulter- oder Bauchschmerzen bis zum völligen Erliegen führen. Menschen, die von Dämonen besetzt waren, erzählen immer wieder, dass man bei einer Besetzung von einem sehr kraftvollen Dämon keinen Finger mehr bewegen kann. Ebenso können sie auch sehr laut sein, wenn sie Wut und Zorn haben. Wenn man z. B. energetisch so viel Schutz aufbaut, dass sie nicht mehr ins Haus können, toben sie vor Wut. Dies kann so laut geschehen, dass man es hören kann.

Die Hauptmerkmale einer permanenten Besetzung mit Dämonen sind Lug, Betrug, List, Tücke, Falschheit, Hinterlist, Bösartigkeit, Wutanfälle, Ausrasten und die Angewohnheit immer das Gegenteil vom Gesprächspartner zu behaupten bzw. alles Positive und Gewinnbringende zu verneinen und von sich zu weisen. Dabei sind diese Menschen kommunikativ häufig sehr gewandt und einfallsreich.

5.4.1.5. Außerirdische Wesenheiten

Eine andere Besetzung mit völlig anderen Auswirkungen sind solche von Außerirdischen bzw. Nicht-Menschlichen oder interdimensionalen Wesenheiten. Hier fühlt man sich sehr erschöpft. Wenn ich Besetzungen mit negativen hochfrequenten oder niederfrequenten Außerirdischen finde, muss ich sehr schnell handeln, da ich hierbei sehr müde werde. Von daher ist es ein Spiel auf Zeit – entweder ich kann die nicht-irdischen Wesen wegschicken oder transformieren oder ich werde völlig erschöpft und kraftlos, wodurch ich dann nicht mehr weiterhelfen könnte.

5.4.1.6. Astralwesen

Besetzungen mit Astralbelastungen äußern sich darin, dass die Personen nur negativ reden, überall das Negative sehen und auch nur auf das Negative achten. Liebe und Licht halten sie nicht aus.

5.4.1.7. Weitere Fremdeinflüsse

Sonstige Fremdeinflüsse, wie Elementalenergien, Implantate, informationelle Systeme, die mit alten Schad- und Triggerprogrammen wirken, alte Leiden oder Einflüsse ungenauer Herkunft äußern sich durch psychosomatische Störungen. Nicht zu unterschätzen sind aber auch Besetzungen von sämtlichen Insektoziden.

Ebenso kann man aber auch besetzt sein durch technische Störfelder, wie HAARP, 5G, elektromagnetische Wellen, ELF-Wellen, Radar, Satelliten, Funktürme usw. (Haarp ist die Abkürzung für High-Frequency Active Auroral Research Projekt, zu

Deutsch Hochfrequenz-Forschungsprogramm zur Polarlichtaktivität und ist die aktuell größte Richtungswechselwaffe.)

Dies gilt insbesondere, wenn technische elektromagnetische Wellen gezielt auf eine Person gerichtet werden. Die Auswirkungen sind dann häufige Müdigkeit, Schmerzen und Gedächtnislücken.

5.4.1.8. Belastungen

Belastungen können auch durch die eigene Geschichte oder die der Familie vorliegen, wie z. B. Ahnenbelastungen, karmische Belastungen, Gelübde, Schwüre, Eide, innere Sabotagen, aber auch negative Gedanken bis hin zum Gedankenkarussell. Gedankenfelder sind Energien, die im Laufe der Zeit durch die Energie der Gedanken und Leidenschaft vieler Menschen mächtig geworden sind. Manchmal werden die Gedanken so mächtig, dass sie ein eigenes Leben annehmen und den Menschen steuern können. Aber auch diese Gedankenfelder lassen sich auflösen und in Liebe und Licht umwandeln.

5.4.1.9. Egregore

Zum Abschluss noch eine Besetzung, welche nicht so bekannt ist, da es eines der bestgehüteten Geheimnisse der Menschheit ist. Diese Besetzung kann so mächtig werden, dass sie ganze Völker kontrollieren und manipulieren kann. Es ist die Macht der Gedanken. Eine Macht, die jeder von uns hat, aber nur die Wenigsten wissen sie richtig und kraftvoll einzusetzen. Viele haben auch Angst vor ihrer eigenen Macht.

Einflussreiche Zirkel in Politik, Wirtschaft und Religion nutzen dieses Wissen schon seit Jahrtausenden. Durch kraftvolle Gedanken bzw. Willenskraft erschaffen sie mächtige Gedankenformationen, die sogenannten Egregore.

Diese Egregore können prinzipiell als neutral betrachtet werden, da man Egregore sowohl mit negativen als auch mit positiven Gedanken versehen kann. Stellen Sie sich die Egregore, zur besseren Veranschaulichung, als große, stabile Energieblase vor. Zur Manipulation der Massen, aber auch um einzelnen Personen Schlechtes zu wünschen, wirken sie natürlich negativ. Diese negativ wirkenden Egregore kann man auch bereits aus einem früheren Leben mitgebracht haben, weil man dort einen Egregor erschaffen hatte. Allerdings kehren Egregore immer zum Absender und damit zu der entsprechenden Seele, die jetzt wieder auf der Erde ist, zurück.

Meist kann man den Egregor nicht komplett auflösen, aber die betroffene Person herauslösen. Aktuell befindet sich ein riesengroßes Egregor über Deutschland und anderen Ländern, welcher mit Angst gespeist wurde. Umso größer dieser wird, umso mehr Menschen beeinflusst er und umgekehrt – umso mehr Menschen in die Angst gehen, umso größer wird er.

Es gibt noch viele weitere Besetzungen oder Belastungen. All diese können getarnt, verschlüsselt oder verzaubert sein.

Wichtig ist, dass man vor der eigentlichen energetischen Arbeit diese fremdenergetischen Belastungen harmonisiert, so dass der Mensch anschließend frei von Besetzungen ist. Dies wird Thema im Kapitel „Vortest“, denn erst nach dem Vortest kann die Energiearbeit starten. Häufig ist die Beratung dann nicht mehr notwendig, da viele Probleme durch die Besetzungen entstanden waren.

5.4.1.10. Weitere Besetzungen

Insbesondere wenn Klienten das erste Mal bei mir sind, teste ich viele Besetzungen an ihnen. Diese sind so unterschiedlich, dass ich hier keine Kategorien bilden kann.

Manche sind von Wesenheiten besetzt, oft auch von verschiedenen. Zunehmend mehr Menschen haben so viel Elektrosmog in ihren Zellen und ihrer Aura, dass ich dies als Besetzung teste. Insbesondere geht es hierbei um 5G, aber auch das WLAN spielt eine große Rolle.

Wieder andere fühlten sich einmal so ungerecht behandelt, dass sich das Unrecht bei ihnen festgesetzt hat. Hier teste ich die Besetzung „Unrecht". Auffallend, aber auch vollkommen logisch ist, dass genau diese Menschen immer ungerecht behandelt werden. Frei nach dem Motto, das, was ich ausstrahle, ziehe ich auch an.

Parallel dazu gibt es noch Sabotagen oder psychische Attacken, bei denen sich der Klient selbst, z. B. aufgrund seiner Erziehung oder anderer Erfahrungen in der Kindheit, sabotiert. Oder er wird sabotiert. Dies geschieht dann von außen, also durch andere Menschen, die beispielsweise neidisch auf ihn sind oder ihm aus anderen Gründen Dinge nicht gönnen.

Selbstverständlich kann man auch ganz klassisch verflucht sein. In unserer multikulturellen Welt spielen darüber hinaus zunehmend Verhexungen und Verzauberungen eine Rolle, da dies okkulte Praktiken sind, welche mehr außerhalb Europas betrieben werden und mit deren Energien wir bisher wenig Kontakt hatten. Ebenso mit der Voodoo-Energie, die ich in letzter Zeit gehäuft teste.

Egal von was man besetzt ist, so berichten fast alle Klienten unisono, dass sie sich nach der energetischen Reinigung von den Besetzungen leichter fühlen. Viele spüren bereits während der Beratung die Energie in ihrem Körper fließen, was häufig als Kribbeln wahrgenommen wird. Die meisten haben das Gefühl, einen Rucksack abzulegen.

5.5. Vortest

Nicht nur die Besetzungen müssen vor der energetischen Arbeit abgeklärt werden, sondern auch die Testfähigkeit des Beraters sowie des Klienten.

Vor jeder energetischen Arbeit mit der Einhandrute ist es notwendig, seine Testfähigkeit abzufragen bzw. die Testfähigkeit der zu testenden Person. Dazu gehören die Fragen, ob Störfelder vorliegen, ob der Raum in Ordnung ist und ob man besetzt ist.

5.5.1. Abfrage der Testfähigkeit

Dazu beginnt man mit der Abfrage der Testfähigkeit:

Testen Sie, ob Ihre rechte und linke Gehirnhemisphäre vernetzt sind. Sie halten hierfür Ihre Rute in der rechten Hand und stellen die Frage: „Bin ich testfähig?“ Dazu halten Sie Ihre linke Hand auf die linke Gehirnhemisphäre und warten auf den

Rutenausschlag. Das Gleiche machen Sie rechts. Man kann dazu seinen Kopf berühren. Es reicht aber auch aus, die Hand ganz knapp über den Kopf zu halten und somit in der Aura zu testen.

Anschließend geht die linke Hand auf den Hinterkopf. Sie fragen damit ab, ob Sie sich derzeit in der psychischen Situation befinden, um testen zu können.

Dann nehmen Sie zwei Finger der linken Hand und legen Sie auf den LG20 Punkt (Lenkergefäß oder Scheitelpunkt). Sie fragen damit ab, ob alles in Ordnung ist oder Sie derzeit einer Elektrosmogbestrahlung ausgesetzt sind.

Zum Schluss gehen diese zwei Finger an den ersten Halswirbel. Sie fragen damit ab, ob alles in Ordnung ist oder ob Sie derzeit einer geopathischen Belastung ausgesetzt sind.

Sollte die Rute bei allen diesen Punkten positiv ausschlagen, ist alles in Ordnung. Sie sind testfähig.

Sollte die Rute bei einem negativ, bei allen anderen aber positiv austesten, streichen Sie mit zwei Fingern zweimal so über Ihren Kopf, dass Sie bei einer testfähigen Stelle beginnen und Sie zur nicht testfähigen Stelle hin ausstreichen. Entweder direkt am Kopf oder in der Aura.

Sollte die Rute bei einem positiv, bei allen anderen aber negativ ausschlagen, verstreichen Sie die positive Stelle mit zwei Fingern zweimal zu allen nicht testfähigen Stellen.

Sollte die Rute nur negativ austesten, können Sie den Ort der Testung wechseln. Oder Sie schauen einige Zeit auf das Elektrosmogzeichen. Anschließend sollte mindestens der LG20 Punkt positiv testen. Oder Sie verbinden sich ganz bewusst mit der geistigen Welt, z.. B. indem Sie die Arme in die Höhe nehmen und mit geschlossenen Augen nach oben in das Licht schauen. Dabei können Sie um Verbindung bitten, etwa mit dem Satz: „Ich bin Teil des großen Ganzen!"

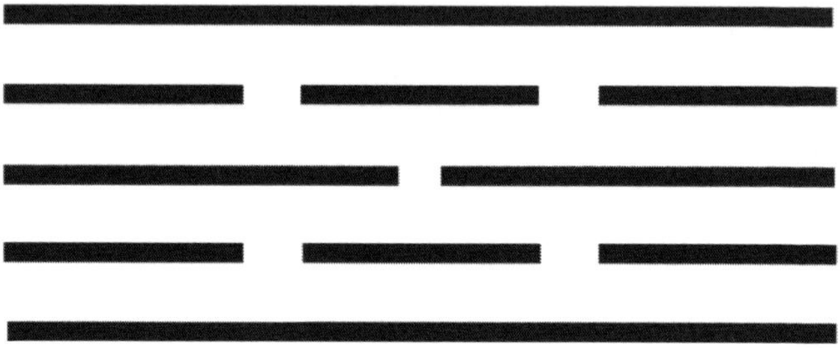

Testen Sie anschließend immer nach. Sie können erst mit dem Austesten beginnen, wenn Sie testfähig sind.

5.5.2. Abfrage von Störfeldern

Mit Störfelder sind die Dinge gemeint, die wir am Körper tragen, wie z. B. Kleidung, Schmuck, Schuhe oder die Brille. Allerdings testen diese Dinge negativ, da sie unser Energiefeld stören, weil sie eine andere Schwingung enthalten als wir.

Kleidung kann stören, weil sie mit dem falschen Waschmittel gewaschen wurde und deshalb eine sehr niedrig schwingende Energie enthält. Oder sie wurde unter Menschen-, Tier- und / oder Umwelt verachtenden Bedingungen hergestellt. Beispielsweise durch Kinderarbeit, Ausbeutung der Menschen oder der Ressourcen. Brillen nehmen sehr viel Negatives auf, das wir sehen. Schmuck nimmt uns ebenso viele negative Schwingungen ab oder er hat aufgrund seiner (Vor-)Geschichte eine niedrige Schwingung.

Ob sich Störfelder an Ihnen befinden, ist sehr einfach herauszufinden, indem man die Rute fragt:

„Befinden sich Störfelder an mir?“ Wenn sie „Nein“ anzeigt, geht man einfach zur nächsten Frage über, zeigt sie aber „Ja“, muss man nun abfragen, wie viele Störfelder sich an einem befinden. Hierzu zählt man langsam, von eins beginnend, aufwärts, so lange, bis die Rute ein Nein anzeigt. Wenn Sie mit der Rutenarbeit erst begonnen haben, dann zählen Sie bitte sehr langsam oder halten die Rute nach jeder Zahl an. Ich erlebe es in meinen Rutenkursen immer wieder, dass die Teilnehmer zu schnell zählen und dann hohe Zahlen herauskommen. Dies ist nicht schlimm, alles muss gelernt werden.

Natürlich möchten Sie nun wissen, welche Dinge sich als Störfelder gemeldet haben, weshalb mit dem Abfragen begonnen werden kann: Ist meine Brille ein Störfeld? Brillen sind häufig Störfelder. Erkennbar ist dies u. a. daran, dass man sie auf der Nase immer hin und her schiebt oder sich allgemein damit nicht wohl fühlt. Stellen Sie sich das einmal vor: Da trägt man ein Störfeld direkt im Gesicht, auf der Nase. Ein Glück, dass man dies alles ganz leicht transformieren kann.

Weitere Dinge, die sich gern als Störfelder zeigen, sind Ohrringe, Ketten oder anderer Schmuck, insbesondere wenn er mit negativen Informationen belegt ist. Gut kann ich mich dabei an eine Klientin erinnern, deren Halskette einen starken negativen Vektor hatte. Sie bekam die Kette von ihrem damaligen Freund geschenkt, als Entschuldigung fürs Fremdgehen. Natürlich ging er weiterhin fremd, sie beendete die Beziehung, aber die Kette blieb ihr. Weil sie ihr so gut gefiel, trägt sie sie noch immer, nicht ahnend, dass dies eine Ursache ihrer Schilddrüsenprobleme war.

Beim Abfragen weiterhin zu bedenken sind die Bügel des BHs, welche häufig aus Metall sind und daher wie Antennen fungieren.
Keinesfalls zu unterschätzen sind auch die sogenannten Clogs. Einmal hatte ich einen Mann in der Praxis, bei welchem ich schon bei der Frage nach der Testfähigkeit kein richtig deutliches JA bekam. Die Ursache dafür erfuhr ich dann bei der Abfrage nach den Störfeldern. Hier meldeten sich zwei. Es waren seine Clogs. Aufgrund des Materials – man könnte es schön umschreiben, aber am Ende ist es Kunststoff – war seine Verbindung zur Mutter Erde gestört. Die Verbindung zur Mutter Erde ist so wichtig, um richtig geerdet zu sein, damit man mit beiden Beinen fest im Leben stehen kann. Hierzu gehört die Durchsetzungskraft im Leben ebenso wie ein fester Beruf, der einem Spaß bereitet, aber auch eine sichere Heimat, eine Familie, um sich rundum sicher und geborgen zu fühlen. Die Erdung hängt eng zusammen mit dem ersten Chakra, dem Wurzelchakra. Ist dieses gestört, kann es zu Symptomen kommen, wie Entwicklungsproblemen, Lebensschwäche, Lebensverneinung, Unselbstständigkeit, aber auch Allergieempfindlichkeit oder Kreislaufstörungen. Gleichzeitig benötigen wir zwingend die Energie der Erde. Sie ist für uns lebensnotwendig. Durch die Clogs war all dies unterbrochen. Er musste sie während der Behandlung ausziehen.

Alles Mögliche kann sich als Störfeld melden. Ich möchte hierzu noch ein persönliches Erlebnis erzählen: Ich hatte zwei Tage lang Seminar. Die Seminarzeiten sind im Schnitt von 9.00 bis 18.00 Uhr, aber danach erzählt man noch, ich hatte zusätzlich jemanden behandelt und so bin ich erst später zu Hause gewesen. Mir ging es trotz der vielen Arbeit, des Erzählens und Bewirtens meiner Seminarteilnehmer gut. Ich war fit! Trotzdem freut man sich auf zu Hause, um den Tag eingekuschelt auf dem Sofa zu beenden. Zu Hause angekommen zog ich meine

Hauskuschelsachen an und legte mich aufs Sofa. Kaum dass ich dort lag, spürte ich regelrecht, wie eine Erkältung in mir hochkroch. Zuerst wollte ich mir einreden, dass das die Erschöpfung ist, aber es fühlte sich eher wie eine Grippe an. So nahm ich die Rute und machte zuerst den Vortest: Bin ich testfähig inklusive des Abfragens der Punkte: JA. Sind Störfelder an mir?: JA. Wie viele?: Eins. Es war mein Pullover. Das Spannende daran war, dass der Pullover „sagte", er sei zu alt, und weggeworfen werden möchte. Ich war darüber nicht glücklich, da ich ihn wirklich gern anhatte, allerdings tat ich, was ich herausgefunden hatte. Ich schmiss den Pullover weg – nicht ohne mich vorher noch für die schöne Kuschelzeit mit ihm zu bedanken – und zog einen anderen an. Die Erkältungssymptome verschwanden urplötzlich. Genauso schnell wie sie kamen, sind sie auch wieder gegangen.

Was wäre gewesen, wenn ich das nicht wahrgenommen hätte? Wenn ich das nicht hätte austesten und ändern können? Wahrscheinlich wäre ich am nächsten Tag krank gewesen. Ich bin froh, es so gelöst zu haben, und dankbar dafür, diese Methode ausüben zu können. Dabei frage ich mich aber immer wieder, wie viele Menschen den Arzt aufsuchen müssen, obwohl das Problem energetisch gelöst werden könnte.

Sollten Sie den Übungen und Anweisungen im Buch folgen und sie ausprobieren und so bei sich Störfelder finden, müssen Sie sie vorerst ablegen. Die Transformation folgt ein bisschen weiter hinten im Buch. Dann müssen die Störfelder nicht mehr abgelegt werden, sondern können direkt transformiert werden.

5.5.3. Abfrage der Raumenergie

Die dritte Frage des Vortestes beschäftigt sich mit der Energie des Raumes, in welchem sich der Tester derzeit aufhält. Es ist wichtig, dass hier eine gute Energie vorherrscht. Negative Energien können das Testergebnis verfälschen.

Negative Energien in Räumen können von innen oder von außen kommen.

Von **außerhalb** kann z. B. Elektrosmog in die Wohnung dringen, durch Funktürme oder WLAN der Nachbarn. Ebenso verschiedene negativ wirkende Schwingungen aus der Erde, sogenannte Erdstrahlen, wie Gitternetze, Verwerfungen oder Wasseradern. Aber auch der Nachbar selbst kann negative Energie senden, wenn die Beziehung zu ihm gestört ist.

Ich war einmal bei einer Familie, welche in einem Doppelhaus wohnt. Die Beziehung zum Nachbarn war gestört und verhärtet. Sie mussten durch seine ständigen Querelen über die ganzen Jahre hinweg sehr viel ertragen, waren aber selbst nicht der Typ Mensch, welche Gleiches mit Gleichem vergelten, sondern ertrugen vieles. Das Wohnzimmer, in dem wir saßen und ich arbeitete, war klein und gemütlich. Allerdings bekam ich darin kaum Luft. Es lag buchstäblich „etwas in der Luft“. Die Bewohner fühlten dies ebenso. Bei der dritten Vortestfrage, ob der Raum hier in Ordnung sei, zeigte mir die Rute ein deutliches NEIN. Es gab tatsächlich nur eine Ursache – den Nachbarn. Um seine Energie aus dem Wohnzimmer zu verbannen, benötigte ich drei Zeichen, welche zu dritt unter der Stehlampe liegen wollten und dort auch liegen blieben. Sofort danach änderte sich, für alle deutlich spürbar, die Energie im Raum. Ein Jahr später war ich wieder bei der Familie. Schon beim Betreten des Wohnzimmers spürte ich die gute Energie. Dies wurde mir durch die Rute, aber auch die Bewohner bestätigt. Der Raum war in Ordnung, nach wie vor. Selbst die Beziehung zum Nachbarn hat sich geändert. Zwar ist keine Freundschaft entstanden, aber er ist ihnen jetzt gleichgültig geworden. Dadurch hatte er kein Resonanzfeld mehr finden können und seine Querelen allmählich eingestellt.

Negative Energien von **innen** können verschiedene materielle Dinge sein – der Schrank, der Tisch oder der Teppich, welcher zu viel Chemie enthält. Immer, wenn ich bei der einen Familie energetisch arbeitete, wurde mir der Tisch negativ angezeigt, so dass ich ihn immer erst transformieren musste. Anfangs fand ich keine Ursache, aber später konnte ich testen, dass dieser Metalltisch wie eine Antenne wirkte und den Elektrosmog anzog. Dadurch testete er stets negativ.

Eine andere Erfahrung, welche ich machen durfte, war das Radio einer Klientin, das negativ testete. Anfangs dachte ich dabei an Elektrosmog, aber das war es nicht. Das Radio stand bei ihrem Exfreund. Dieser war ab und an aggressiv. Einmal schlug er aus Wut mit dem Fuß gegen das Radio. Die Beule ist nach wie vor sichtbar gewesen und strahlte negative Energie aus. Diese Energie wirkte auf die Klientin so negativ, dass sie das Radio aus ihrer Wohnung nehmen sollte. Allerdings durfte sie es verschenken, da sich die beschenkte Person nicht mit der Beule im Radio identifizierte, sondern das Geschenk dankbar annehmen konnte. Bei ihr testete das Radio positiv.

Weitere negative Energien können aber auch Elektrosmog innerhalb des Raumes sein, Lampen, insbesondere Stromsparlampen, oder Pflanzen.

Sollten Sie, angespornt durch mein Buch, den Umgang mit der Rute erlernen und der Raum bei Ihnen negativ testen, wechseln Sie bitte das Zimmer, da Sie sonst höchstwahrscheinlich verfälschte Testungen bekommen oder die Rute gar nicht reagiert.

5.5.4. Weitere Fragen

Der Vortest ist mit weiteren Fragen ausbaubar. Z. B. ob jetzt der richtige Zeitpunkt zum Testen ist, ob die rechten Energien da sind oder ob die Beziehung zwischen Tester und Klient passt (Beziehungstest). Ebenso wichtig ist die Frage nach dem Wasserhaushalt im Körper. Dieser sollte optimal sein. Auffüllen kann man den Wasserhaushalt durch Wassertrinken.

Sollte Ihnen eine oder mehrere dieser Fragen wichtig erscheinen, dann stellen Sie sie.

5.6. Die Beratung

Nachdem der Vortest abgeschlossen wurde, kann die eigentliche Arbeit beginnen. Hierfür erzählt der Klient dem Berater seine Disharmonien, mit denen er sich unwohl fühlt. An dieser Stelle muss der Berater gut zuhören und auch zwischen den Zeilen lesen können. Wenn ich etwas nicht richtig verstehe, stelle ich Zwischenfragen. Währenddessen notiere ich mir die Beschwerden auf ein Blatt Papier. Anschließend teste ich aus, welches dieser Probleme beginnen möchte. Warum mache ich das so? Im Allgemeinen hängen alle Dinge zusammen, aber meist gibt es eine Hauptursache.

Interessanterweise ist diese Hauptursache meist der Punkt, den die Klienten beim Aufzählen ihrer Probleme „vergessen“ oder als „nicht erwähnenswert“ halten. Es ist die Aufgabe des Beraters, genau diesen Punkt zu finden.

5.6.1. Die Ursachenforschung

Stehen schließlich alle Disharmonien auf meinem Blatt, teste ich, mit Hilfe der Rute, welches Problem als Erstes angeschaut werden möchte. Anschließend frage ich den Vektor ab und starte die Ursachensuche. Die Suche nach der wahren Ursache des Problems ist das Herzstück der UrLicht9er®-Methode. Jeder Krankheit liegt eine Ursache zugrunde. Vielen Menschen ist dies auch bewusst und sie machen sich Gedanken über die Ursache ihrer Beschwerden. Diese Gedanken finden allerdings im Bewusstsein des Menschen statt. Mit meiner Methode habe ich die Möglichkeit, in das Unterbewusstsein des Menschen einzudringen und hier die wahre Ursache oder die wahren Ursachen zu finden. Nachdem ich eine Ursache gefunden habe, frage ich den Vektor dieser Ursache ab und erfrage, ob es hierfür eine weitere Ursache gibt. So dringe ich häufig bis zur Unterursache vor oder auch noch tiefer, womit ich das Problem an der Wurzel fassen und von daher von unten nach oben harmonisieren kann.

Die genaue Erläuterung der drei Bewusstseinsebenen, welche für das Gesamtverständnis aller Energiearbeiten, hier im Speziellen für das Verstehen der Ursachenforschung, wichtig ist, finden Sie im Buch weiter hinten.

Diese geniale Ursachensuche bildet das Hauptmerkmal der UrLicht9er®-Methode, zumal ich keine weitere Methode kenne, die so intensiv nach der Ursache forscht wie diese. Dabei sind die

Ursachen so vielschichtig, vielfältig und unterschiedlich, dass die Ursachenforschung stetig wächst und inzwischen ein ganzes Skript umfasst. Mit diesem Werk können Sie auch ohne die Ausbildung arbeiten bzw. statt der Rute mit dem Pendel.

Bei der Suche nach der Ursache unterscheiden wir zwischen äußeren und inneren Ursachen. Die inneren Ursachen sind all jene, die sich innerhalb des Körpers befinden und somit alle körperlichen Gegebenheiten, aber auch alle psychischen, seelischen und geistigen Bereiche umfassen. Hinzu kommt noch das Karma, das Ahnenfeld, Blockaden, das Geburtstrauma, parallele Leben sowie der gesamte feinstoffliche Körper.

Äußere Ursachen sind all jene, welche von außen auf uns wirken. Beispielsweise Menschen, Umgebungen, in denen wir uns aufhalten, elektro-magnetische Felder, innerirdische und außerirdische Einflüsse, geopathische Störfelder, Besetzungen, Sabotagen, Manipulationen oder Verhinderungen.

Mit Hilfe der Ursachen und Unterursachen beseitige ich das Problem an der Wurzel und arbeite mich von unten nach oben, vom Unterbewusstsein zum Bewusstsein, vor. Dabei frage ich immer als Erstes den Vektor ab. Anschließend „spreche“ ich mit dem Problem und teste die optimalste Behandlungsmethode.

5.6.2. Verschiedene Möglichkeiten der Harmonisierung

Möglichkeiten von Behandlungsmethoden wären Zeichen Wasserübertragung, viele verschiedene Arten von Transformationen, Besprechungsformeln, Kartensets, bestimmte Sätze aus Büchern, Glaubensmuster oder Entkopplungen, um die wichtigsten Methoden zu nennen, da ich die Liste noch fortführen könnte.

In den folgenden Kapiteln möchte ich einige dieser Möglichkeiten genauer erläutern. Dabei werde ich auf die Körblerzeichen und die Wasserübertragung nicht näher eingehen, da ich diese bereits im 1. Teil des Buches beschrieben habe. Ebenso werde ich mich nicht mit den Kartensets auseinandersetzen, da es hiervon unzählige gibt und die genauen Anwendungsbeschreibungen inklusive sind. Ich persönlich arbeite am meisten mit Affirmations-, Engel- und Drachenkarten. Affirmationen oder auch Glaubenssätze beschreibe ich im nächsten Kapitel. Die Karten unterstützen mich darin. Engelkarten haben eine angenehme, sanfte, beruhigende Schwingung. Drachen hingegen stehen für uns ein, kämpfen aus Liebe und haben daher eine kraftvolle Schwingung. Häufig können sie Disharmonien transformieren, mit denen es sonst keiner aufnehmen kann. Sehr bewährt haben sich auch die Kartensets „Transformations-Code, die Symbole der neuen Zeit 1 und 2“. Bei diesen Kartensets spürt man, dass sie wahrhaftig sind und den Schwingungen der neuen Zeit entsprechen. Wenn ich mit ihnen arbeite, spüre ich merkliche Veränderungen. So gibt es viele Kartensets oder Bücher, mit deren Hilfe Unausgeglichenheiten beseitigt werden.

Keine Beratung gleicht der anderen, jede ist individuell. Selbst wenn sich bei einigen Menschen die Probleme ähneln, so sind doch die Ursachen und / oder die Auswirkungen unterschiedlich.

Entsprechend benötigt es verschiedener Methoden, um die Selbstheilungskräfte anzuregen, Blockaden, Traumata oder Konflikte zu lösen. Aufgrund der neuen Zeit, meiner Erfahrungen, aber auch der Vielfalt von unterschiedlichen Krankheitsbildern bzw. Problemen nehmen die Möglichkeiten, welche mir in meinen Beratungen gegeben werden, stetig zu. Die Methode entwickelt sich immer weiter. Dies ist der Hauptgrund, weshalb ich meiner Methode einen neuen Namen gab. Ich konnte mich nicht länger Ausbilderin der PraNeoHom® nennen, wenn sich inzwischen so vieles weiterentwickelt hat, dass es kaum noch etwas mit der ursprünglichen Methode zu tun hatte.

Unter anderem kamen sukzessive neue Ursachen hinzu, so dass die Ursachenforschung stetig wuchs und inzwischen ein eigenes Nachschlagewerk geworden ist, worauf ich bereits näher eingegangen bin. Ebenso weiterentwickelt hat sich aber auch die Möglichkeit der Transformation.

5.6.2.1. Die Transformation und deren Weiterentwicklung

Der Einfachheit halber sprach ich bisher immer von der Transformation. Wie bereits erwähnt, durfte ich diese bereits während meiner Ausbildung kennenlernen. Viele Jahre lang war dies neben den Zeichen und der Wasserübertragung DIE Methode, um etwas sehr viel schneller in den UrLicht9er zu bekommen.

Eines Tages wollte ich wieder etwas transformieren, aber die Rute sagte „Nein". Ich fragte nach der Wasserübertragung, nach Zeichen, nach Glaubenssätzen, Besprechungsformeln und allen anderen Dingen, die ich in petto hatte, aber die Rute sagte „Nein". Ein neues Feld der Transformation öffnete sich. Nach längerem Suchen und Recherchieren bekam ich das neue Wort: Transmutation. Es dauerte nicht lange und ich kam in die gleiche Situation. Ein weiteres Wort und damit ein weiteres Feld wurden mir gegeben: Transhumanisierung.

Zur Definition bzw. Verdeutlichung: Transformation bedeutet, dass alte, falsch sortierte Energien aufgebrochen und neu geordnet werden. Etwas verändert sich vom aktuellen Zustand, der verändert werden soll, hin zu einem angestrebten, dauerhaften Ziel.

Bildlich gesprochen vergleiche ich das gern mit einem Bücherregal, welches vollkommen unordentlich eingeräumt ist. Dieses Regal wird nun ausgeräumt, sauber gemacht und wieder neu eingeräumt. Das ist Transformation.

Bei der Transmutation – mit welcher ich persönlich am meisten arbeite – werden auch alte, falsch sortierte Energien aufgebrochen und neu geordnet, anschließend aber zusätzlich auf eine neue Ebene gehoben.

Die Transhumanisierung ist notwendig, wenn das Problem entstanden ist, weil Menschlichkeit gefehlt hatte. Mit Hilfe der Transhumanisierung wird diese fehlende Menschlichkeit wieder hineingegeben.

Lange Zeit arbeiteten wir mit diesen drei Möglichkeiten der Transformation. Inzwischen hatte ich neben meinen Klienten auch einige interessierte Personen erfolgreich ausgebildet. Wir trafen uns regelmäßig zur Supervision und tauschten uns aus, weshalb ich jetzt auf die Wir-Form übergegangen bin. Es ist gut, kompetente Mitstreiter an seiner Seite zu haben. Besonders auch, wenn einem das Universum neue Türen öffnet. Zum einen lasse ich das von „Unabhängigen“ gern nachprüfen, zum anderen weiß ich, dass diese Türen nicht für mich allein geöffnet wurden, sondern immer, damit ich es weiterverbreite. Deshalb bin ich Dozentin, führe Stammtischtreffen durch und schreibe dieses Buch. Damit Sie, meine sehr verehrten Leserinnen und Leser, von dieser wunderbaren Methode erfahren! Welche weiteren genialen Dinge diese Methode, neben der Ursachenforschung und der Unkompliziertheit in der Anwendung, noch liefert, werde ich Ihnen im nächsten Kapitel beschreiben.

Nachdem wir also längere Zeit mit den eben besprochenen Methoden gearbeitet hatten, erzählte eine Mitstreiterin bei einem weiteren Treffen, sie habe ein neues „Trans“ bekommen: die TransAdaption, die Anpassung an die jeweilige Bedingung. Seitdem ging es stetig so weiter, dass wir immer mehr „Trans-“ bekamen, bis wir schließlich bei 13 ankamen.

Bei 13 ist etwas voll, es ist etwas erfüllt und etwas Neues muss sich öffnen. So war es auch. Wir bekamen andere Wörter aus der geistigen Welt mitgeteilt. An dieser Stelle möchte ich Ihnen zwei davon nennen. Zum einen das Wort Singularität. Wenn die Singularität arbeitet, dann arbeitet die Nullpunktenergie, das vereinheitlichte Feld, die Energie der Quelle. Und das Wort Metamorphose – hierbei handelt es sich um die Umbildung, Umwandlung, Umgestaltung, den schrittweisen Gestaltwandel.

Egal ob sich ein „Trans“-Wort oder ein neues Wort meldet, immer bitte ich die geistige Welt darum, das Problem, welches sich derzeit im negativen Vektor befindet, mit Hilfe des entsprechenden Wortes, umzuwandeln in den UrLicht9er. Der UrLicht9er ist das höchst erreichbare Ziel der Gesundheit. Sehr gut ist auch der UrLicht1er. Das sind die Ziele, die ich bei jeder Beratung erreichen möchte.

Wie kann man sich das nun vorstellen, wenn ich schreibe, dass ich die geistige Welt darum bitte, den negativen Vektor umzuwandeln?

Im Optimalfall stehe ich rechts neben dem Klienten, meine linke Hand an seiner rechten Seite, in meiner rechten Hand halte ich die Rute. Nun bitte ich um die Transformation des Problems. Sofort beginnt die Rute sich zu bewegen. Die Bewegungen sind sehr unterschiedlich. Es gibt rechts- und linksdrehende Kreise, Auf- und Ab-Schwingungen, Sterne nach links und rechts und vieles mehr. Jede dieser Bewegungen hat eine Bedeutung, die ich erkennen und „übersetzten" kann. Diese unterschiedlichen Bewegungen der Rute, die mal schnell, mal langsam, mal ruhig und mal heftig sind, nennt man Rutenlauf. Solange der Rutenlauf stattfindet, wird das Problem umgewandelt. Dies dauert so lange, bis die Rute still steht – Rutenstillstand. Im Normalfall ist jetzt das Ziel, der UrLicht9er, erreicht. Sollte dies nicht der Fall sein, bedeutet dies, dass die vorherige Disharmonie noch etwas braucht. Auch hierfür gibt es wieder verschiedene Möglichkeiten, wie den UrLicht9er, eine Besprechungsformel, ein Zeichen oder eine Karte aus einem Kartenset. Ich biete dem Problem so lange Dinge an, bis es im UrLicht9er schwingt und auch keine weitere energetische Beratung mehr notwendig ist. Ebenso sollte nun der Klient eine deutliche Erleichterung verspüren. Erst dann ist die Beratung für mich abgeschlossen.

Gleiches kann ich aber auch aus der Ferne anbieten. Fernberatungen sind ebenso möglich wie Beratungen vor Ort. Beides hat die gleiche Qualität.

5.6.2.1.1. Blockaden, Ängste und Emotionen

Als ein Beispiel für die Transformation möchte ich Ängste anführen.

Da, wo „Angst“ ist, ist „keine Liebe“. Oder „Lieben“ heißt „Angst zu verlieren“. Wir alle haben vor irgendetwas Angst. Wenn aber die Angst überwiegt, wenn sie unser Leben bestimmt, dann spätestens wird es Zeit, sich der Angst zu stellen. Wichtig ist als Erstes, sie vom Unterbewusstsein ins Bewusstsein zu heben, damit man sich der Angst bewusst wird. Dies geschieht schon, indem ich austeste, um welche Angst es sich handelt. Anschließende gehe ich in die Ursachenforschung und bitte um die Transformation.

Ähnlich gehe ich bei Blockaden und negativen Emotionen vor.

5.6.2.2. Besprechungsformeln

Ähnliches gilt für die Besprechungsformeln. Besprechungsformeln dienen dem Zweck, ein Problem mit Hilfe der geistigen Welt zu lösen. Das Besprechen ist ein uraltes Heilverfahren, welches Energien fließen und Kräfte wirken lässt. Worte verwandeln sich bei Besprechungsformeln in Energie.

Insbesondere geht es bei Besprechungen darum, Energien, die nicht zueinander gehören und sich gegenseitig schädigen, zu entkoppeln. Am häufigsten benötige ich diese Formel, wenn der Exfreund oder auch die Exfrau nicht loslassen möchte und meinen Klienten energetisch immer wieder „nach unten zieht“. Dann bitte ich um die Entkopplung der Schwingungen des Expartners von den Eigenschwingungen der hier sitzenden Person.

Gleiches gilt bei allen Energien, die negativ auf den eigenen Körper einwirken. Immer wieder bekomme ich Anrufe von Menschen, die energetisch – und das wirkt sich dann auch körperlich aus – vollkommen erschöpft und ausgelaugt sind. Sie haben keinerlei Kraft mehr. Sehr schnell finde ich heraus, dass die Ursache z. B. eine Besetzung ist, der ungeliebte Arbeitsplatz oder Partner, alte Flüche oder 5G. Ich kann dies transformieren, ich kann die Auswirkungen transformieren, aber zum Schluss ist es notwendig, dass ich es vom Betreffenden entkopple, damit es keinen weiteren Zugang zu seinen Frequenzen mehr findet. Gleiches gilt bei allen anderen Schwingungen, die nicht dem menschlichen Körper entsprechen – Haarp, Mikrowellenstrahlung, ELF-Wellen, Funk, Handymasten, Handystrahlung, WLAN, Besetzungen, negativ wirkende Personen usw.

Zusammenfassend kann ich sagen, dass Energien, die wir nicht benötigen, die nicht natürlichen Ursprungs sind oder die uns schaden, entkoppeln müssen.

Bei lebensnotwendigen Energien hingegen, die sich aktuell negativ auf mich auswirken, aber natürlichen Ursprungs sind, benötige ich eine Anpassungsformel. Die meisten Leser werden wissen, dass die Erdschwingung stetig höher wird. Dies ist für unseren Körper oftmals nur schwer zu schaffen. Alle Zellen versuchen sich dieser neuen Begebenheit anzupassen und haben dann keine Kraft/Kapazitäten mehr, sich gegen andere Dinge zur Wehr zu setzen. Trotzdem benötige ich hier keine Entkopplungsformel, da ich mich nicht von der Erdschwingung entkoppeln möchte. In solchen Fällen benötige ich eine Anpassung – ich bitte um die Anpassung meiner Schwingungen an die Schwingungsfrequenzen der aktuellen Erdschwingung. Gleiches gilt, wenn sich die Schwingung der Sonne, der Zentralsonne oder der Planeten ändert. Eben alles, was natürlichen Ursprungs ist.

Weitere Besprechungsformeln beziehen sich darauf, wieder in die natürliche Ordnung und Balance zu kommen, die Schwingungen des Geheilten in das große Ganze zu integrieren oder das pathologische Zellgedächtnis zu löschen. So gibt es noch weitere Formeln, auf die ich hier nicht alle einzeln eingehen möchte. Wenn das Problem mir „sagt“, es benötigt eine Besprechungsformel, werde ich die Richtige heraussuchen.

Sollten Sie das Gefühl haben, dass Ihnen Energie gezogen wird, dann bitten Sie die geistige Welt darum, diese Schnüre und Verbindungen zu trennen und Sie damit zu entkoppeln. Bitten Sie um die Entkopplung der Schwingungen desjenigen, der Ihnen Energie zieht. Lassen Sie dabei die Rute mitlaufen. Wenn sie wieder still steht, fragen Sie, ob die Entkopplung beendet und gelungen ist. Bei JA, sagen Sie: Danke! Danke! Danke! Bei NEIN führen Sie die Entkopplung nochmals durch.

5.6.2.3. Glaubenssätze

Bei Glaubenssätzen handelt es sich um bestimmte Annahmen, die Menschen über sich selbst, andere oder die Welt im Allgemeinen haben. Dies sind tiefsitzende Überzeugungen, welche die Gesundheit, den Beruf, die Beziehung, das Selbstbewusstsein, die Finanzen, kurz gesagt das gesamte Leben beeinflussen können. Dabei hängt diese Beeinflussung davon ab, ob die Glaubenssätze positiv oder negativ sind. Entsprechend spiegeln sie sich in vielen praktischen Verhaltensweisen wider, welche uns dann entweder helfen oder schaden.

Viele Glaubenssätze haben ihren Ursprung in unserer Kindheit, da insbesondere unsere Eltern, aber auch andere enge Bezugspersonen, wie unsere Großeltern, Erzieher oder Lehrer, unsere Sicht auf die Dinge und uns selbst geprägt haben. Falsche Glaubenssätze können auch die Gesundheit oder das Gesundwerden stark einschränken. Diese Glaubenssätze befinden sich in verschiedenen Bewusstseinsstufen und wirken dort negativ.

Durch das Auffinden des richtigen Glaubenssatzes, mit Hilfe der Einhandrute und indem ich diesen in die entsprechende Bewusstseinsstufe einschwinge, verankere ich den positiven Glaubenssatz. Gleichzeitig überschreibe ich den negativen Satz. Hierbei findet das physikalischen Gesetz Anwendung, dass die höhere Schwingung die niedrigere überlagert. Ich muss also nicht den negativen Glaubenssatz suchen und ihm dadurch wieder mit Energie speisen, sondern ich gebe meine gesamte Konzentration direkt auf den heilbringenden neuen Satz und speise diesen so mit Energie. Hierbei ist das Ziel, dass ab sofort der positive Glaubenssatz wirkt, was derjenige an seinem Verhalten spüren wird.

Die häufigsten negativen Glaubenssätze finden sich in den Bereichen Selbstwert, Beziehungen und Kompetenz. Hier können negative Sätze z. B. sein: „Ich bin nicht gut genug.“, „Ich bin es nicht wert, geliebt zu werden.“, „Das kann ich nicht.“

Das Problem bei Glaubenssätzen ist, dass wir sie in uns tragen und unser Kopf sie immer wieder, insbesondere in bestimmten Situationen, abspielt. Daraus ergeben sich bestimmte Verhaltensmuster. Diese Muster bestätigen wiederum den Glaubenssatz. So, wie Friedrich Hebbel es bereits ausdrückte. Dieser Spruch sagt aber auch aus, wie wichtig es ist, sich intensiv mit seinen Glaubensmustern zu beschäftigen:

„Der Mensch ist, was er denkt, was er denkt, strahlt er aus. Was er ausstrahlt, zieht er an.“ Friedrich Hebbel

Glaubenssätze selbst zu finden ist daher häufig eine Herausforderung. Den ersten Schritt haben Sie aber bereits getan. Sie haben sich gerade darüber informiert. Nun kann es Ihnen leichter fallen, Ihren negativen Glaubenssatz aufzudecken. Anschließend können Sie an ihm arbeiten, indem Sie einen positiven darüberlegen. Dies geschieht durch ständige Beschäftigung mit dem neuen Satz. Sie können überall Klebezettel anbringen, den Satz singen oder wie ein Mantra aufsagen.

Positive Glaubenssätze sind z. B.: „Ich liebe mich und ich werde geliebt.“, „Ich bin gut, so wie ich bin.“, „Ich werde alles schaffen, was ich mir vornehme.“ und der Glaubenssatz, den Sie nun brauchen werden und womit ich Ihnen viel Erfolg wünsche: „Ich schaffe es, negative Glaubenssätze aufzulösen.“

5.6.2.3.1. Karma

Manch Glaubenssatz kann auch durch das Karma erzeugt worden sein, weil viele karmische Muster unser derzeitiges Leben beeinflussen, da Karma „das durch früheres Handeln bedingte gegenwärtige Schicksal“ (Definition von Oxford Languages) ist. Auch hier ist das jeweilige karmische Muster herauszufinden, zu definieren, die evtl. vorliegende Ursache zu suchen und zu transformieren.

So könnte ich Ihnen viele weitere Beispiele aufzeigen, welche ich im Detail herausfinde und anschließend bearbeite. Viel lieber möchte ich aber darauf eingehen, wie ich die Probleme bearbeite, denn hier gab es die größte Weiterentwicklung.

5.6.3. Individuelle Beratung

Ich weiß ja nicht, wie es Ihnen geht, aber wenn ich ein Problem habe und zu jemandem gehe, damit mir geholfen wird, dann möchte ich, dass genau dieses Problem behoben wird. Manchmal steht ein größeres Problem darüber und die geistige Welt bearbeitet zuerst dieses. Das ist in Ordnung und richtig, wenn mir das entsprechend erklärt wird.

Aber ich erzähle Ihnen, was ich einmal erlebt habe und was mir viele andere Menschen auch bestätigen, deren Weg sie dann zu mir geführt hat. Ich war auf einer Messe – noch waren keine Besucher anwesend – und so ging ich an den Nachbarstand, ebenfalls Heiler, und wir erzählten ein bisschen. Dabei kamen wir auf ein Problem zu sprechen, welches mich gerade beschäftigte und ich fragte die beiden, ob sie da einmal „reinschauen" könnten. Es war ein persönliches, zwischenmenschliches Problem. Die Antwort war, dass ihnen bereits aufgefallen war, dass mein Messestand zu viele unterschiedliche Produkte enthält. Die Antwort erstaunte mich sehr, aber freundlich wie ich bin, bedankte ich mich für diese Rückmeldung und dass ich dann gleich darüberschauen würde, was ich ändern könnte. Ob sie denn nun in mein Problem „hineinschauen" könnten. Die zweite Antwort war, ihnen sei aufgefallen, dass meine Tischdecken den Boden berühren. Vielleicht können Sie sich vorstellen, dass ich mich wie im falschen Film fühlte. Ich erfand eine Ausrede und schaute, dass ich dort wegkam. Ich meine, was soll das? Wenn ich jemanden nach seinem Namen frage, möchte ich auch nicht als Antwort erhalten, dass meine Gardinen blau sind. Nein, dann möchte ich seinen Namen wissen! Anscheinend haben aber bereits mehr Menschen Ähnliches wie ich erlebt, weil sich schon mehrmals bei mir bedankt wurde, dass ich wirklich das behandle, was notwendig ist und weil ich wirklich zuhöre bzw. auch zwischen den Zeilen lese.

Ein Klient von mir brachte es letztens auf den Punkt. Er sagte: „Frau Goller, keine andere Methode ist so effektiv wie Ihre. Und das können Sie mir wirklich glauben, weil ich bei vielen Heilern unterwegs bin. Aber bei keiner anderen Methode kann ich so hin und her switchen wie bei Ihnen. Nicht nur dass ich Ihnen Fragen unterschiedlichster Art stellen kann und prompt die Antworten erhalte, nur Sie können mit Ihrer Methode so schnell zwischen den Dimensionen und Ebenen wechseln. Und das alles noch am Telefon, während ich bequem auf meinem Sofa sitze. Das ist wirklich einzigartig und deshalb liebe ich Ihre Methode am meisten."

Fernbehandlungen sind also, wie Sie nun wissen, jederzeit möglich. Manche Klienten berate ich bereits seit Jahren und habe sie noch nie gesehen.

5.6.4. Eine vollständige Beratung

Wenn jemand zu mir kommt und meine Hilfe benötigt (egal ob in meiner Praxis oder am Telefon), stellen wir uns als Erstes gegenseitig vor. Dann beginnt der Klient damit, mir zu erzählen, warum er bei mir ist. Meine Aufgabe ist es genau hinzuhören (HINhören, nicht ZUhören) was er erzählt, mir Notizen zu machen bzw. nachzufragen. Manche Menschen haben ein Problem, manche haben mehrere. Das spielt keine Rolle. Während des Erzählens ist ein wichtiger Merksatz für mich als Berater, dass derjenige, der erzählt, Recht hat. Ich werde ihm nicht erklären, dass ich das ganz anders sehe und er Unrecht hat. Es ist seine Sichtweise, es ist seine Welt, seine Realität und darin hat er Recht!

Wenn wir mit dem Vorgespräch fertig sind, beginne ich damit die Notizen, die ich mir gemacht habe, mit der Einhandrute abzufragen. Dabei frage ich auch, ob dies alles ist oder ob noch etwas fehlt und welches Problem beginnen möchte. Hierbei weiß ich bzw. habe das Vertrauen, dass sich immer das Problem als erstes meldet, welches das wichtigste bzw. das Hauptproblem ist. Zur Veranschaulichung möchte ich Ihnen folgendes Beispiel geben: Jemand kommt zu mir und klagt über Rückenschmerzen, Kopfschmerzen und Schlafstörungen. Ich frage nun die Rute, welches Problem beginnen möchte bzw. ob noch etwas fehlt. Dabei erfahre ich, es fehlt noch etwas. Es stellt sich heraus, dass sich der Klient gerade in einer Trennungsphase befindet. Dieses Thema möchte als erstes behandelt werden. Im Laufe der Beratung wird man merken, dass alle Themen zusammenhängen: Aufgrund der Trennungsphase kann der Klient nicht schlafen, wodurch Kopf- und Rückenschmerzen ausgelöst werden. Außerdem „zerbricht" er sich aufgrund der Trennung den Kopf und trägt zu viel, was wiederum Rückenprobleme verursacht.

Anschließend folgt der Vortest mit all den bereits erwähnten Fragen. Zuerst führe ich diesen bei mir durch und anschließend beim Klienten: Bin ich testfähig? Sind Störfelder an mir? Bin ich derzeit besetzt? Ist der Raum / die Scholle in Ordnung? Insbesondere wenn der Klient das erste Mal bei mir ist, finde ich sehr häufig Besetzungen unterschiedlichster Art, deren Harmonisierung das Problem schon sehr oft lösen.

Nachdem beim Vortest überall ein „Positiv" angezeigt wird, beginne ich mit der eigentlichen Beratung. Dafür starte ich mit dem Problem, welches als Erstes angezeigt wurde, frage den Vektor ab und ob es hierfür Ursachen gibt. Wenn ja, wie viele und ob sie erkannt werden möchten. Anschließend suche ich die Ursachen, frage wieder den Vektor ab und ob es Unterursachen gibt.

Wenn ich an der Wurzel des Problems angekommen bin und den entsprechenden Vektor weiß, starte ich die Harmonisierung z. B. mit Wasserübertragung, Zeichen, einer Art der Transformation, Kartensets, Besprechungsformeln, Glaubenssätze usw. Ich frage die Liste so lange durch, bis das Problem mir anzeigt, mit was es behandelt werden möchte. So harmonisiere ich es dann in den UrLicht9er.

Dieses Verfahren wende ich bei jeder Ursache und jedem Problem an. So lange, bis ich alle Aufzeichnungen abgearbeitet habe. Häufig hängen dabei die Probleme und Ursachen zusammen, so dass es vorkommen kann, dass ich nur eins behandeln muss, und schon sind alle anderen mit im UrLicht9er.

Bei all diesen Abfragen spreche ich laut und beziehe den Klienten stets mit ein. Dabei frage ich zwischenzeitlich immer wieder den Klienten, ob er etwas spürt und wie er sich fühlt, denn das ist ja das Wichtigste. Die häufigsten Antworten sind dann, dass es leichter wird, dass man wieder Licht sieht nach all der Verzweiflung. Viele Klienten sind anschließend aber auch bereit zu vergeben und vor allen Dingen öffnet sich bei den meisten Behandlungen ein neues Tor zum Verständnis. Verständnis dem anderen Menschen oder der Sache gegenüber. Verständnis erzeugt Vergebung und Vergebung heilt.

5.7. Reinigung

Wenn die geistige Welt das Zeichen dafür gibt und sowohl der Klient als auch ich sagen, dass wir mit allem fertig sind, dann führe ich die Reinigung durch. Diese ist sehr wichtig, damit keine negativen Informationen an uns haften bleiben. Während der Beratung befinde ich mich im Energiefeld des Klienten. Dabei kann immer auch ein wenig Negatives in meinem Aurafeld hängenbleiben. Das muss anschließend wieder gelöst und entkoppelt werden. Zum einen, damit ich diese Energien nicht meinem nächsten Klienten weitergebe, zum anderen, damit das Energiefeld meines Klienten und mein eigenes Energiefeld wieder „sauber“ sind. Wenn ich nach Beratungen die Reinigung vergesse, fühle ich mich kaputt, ausgelaugt und müde. Darum passiert es mir kaum, dass ich sie vergesse. Führe ich sie durch, habe ich hinterher genügend Kraft, um eine weitere Beratung bzw. andere anliegende Tätigkeiten durchzuführen.

Diese Art der Reinigung kann jederzeit durchgeführt werden, auch nach einem Arbeitstag, Besuch von Einkaufsmeilen, Krankenhäusern, Friedhöfen oder anderen Menschenansammlungen. Anschließend sollte man sich wieder mit Energie auffüllen.

Die hierfür benötigten beiden Sprüche finden Sie hier:

„Ich bitte darum, dass alle Energien, die nicht zu mir gehören, jetzt von mir genommen werden.“

„Und dass ich aufgefüllt werde mit dem liebevollen Licht aus der göttlichen UrLichtQuelle.“

„Danke, danke, danke!“

Die Rute bewegt sich dabei in verschiedene Richtungen. Wenn sie aufhört sich zu bewegen, ist die Reinigung beendet. Damit auch die Beratung.

5.8. Die drei Ebenen des Bewusstseins

„Was dir nicht bewusst ist, kann nicht geheilt werden.“ Deepak Chopra

Während meiner Arbeit am Menschen arbeite ich immer mit den drei Ebenen des Bewusstseins, weshalb ich diese im Folgenden vorstellen möchte.

Das menschliche Bewusstsein hat drei Ebenen – das Bewusstsein, das Unterbewusstsein und das Überbewusstsein. Alle drei bedingen und beeinflussen sich gegenseitig.

Diese drei Ebenen beinhalten unterschiedliche Inhalte. Mittels der UrLicht9er®-Methode bekomme ich den Zugang und die nötigen Informationen, um die Disharmonien z. B. Probleme, Ängste oder Schmerzen aus den entsprechenden Bewusstseinsebenen zu lösen, so dass Heilung eintreten kann.

5.8.1. Das Bewusstsein

Das Bewusstsein besteht aus unseren alltäglichen Wahrnehmungen, wie Gedanken, Haltungen, Gefühlen und Ängsten. Es ist die Gesamtheit der Überzeugungen, die ein Mensch BEWUSST vertritt. Es bezieht sich dabei auf Erfahrungen, also die Vergangenheit. Geprägt wird es durch unsere Erziehung, die Schulbildung, unsere Kontakte, Freunde, allgemein unser Lebensumfeld. Den ganzen Tag sind wir mit diesem Teil unseres Geistes beschäftigt, weil wir uns hiermit unsere Welt erklären und wir sind, wer wir sind. Dies geschieht durch analytisches Denken oder die Vernunft. So sind wir uns dank unseres

Eisbergmodell (ein-dimensional)
GETRENNT-SEINS-BEWUSST-SEIN

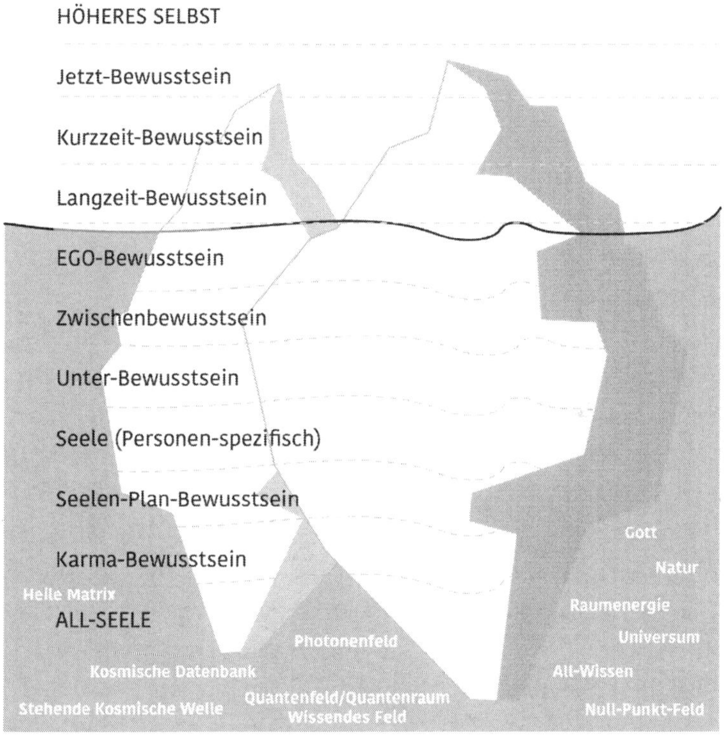

Bewusstseins unserer Handlungen vollkommen bewusst. Wenn wir z. B. überdenken, ob das, was wir tun, das Richtige ist, dann eine Entscheidung treffen oder ganz anders handeln, sind wir uns dessen bewusst. Bewusstsein entsteht durch das Zusammenwirken vieler Hirnregionen.

5.8.2. Das Unterbewusstsein

Das Unterbewusstsein hat zahlreiche Funktionen. Es steuert unsere körperlichen Prozesse (Herzschlag, Blutkreislauf, Atmung, Verdauung, Immunsystem usw.). Unsere gesamten Lebenserfahrungen, unsere Gedanken, Erlebnisse und Gefühle, die mit bestimmten Erfahrungen verbunden sind, sind im Unterbewusstsein gespeichert. Aber auch unser sogenanntes Ahnengedächtnis ist im Unterbewusstsein verankert und somit die gesamte Geschichte unserer Evolution.

Sicherlich haben Sie es schon einmal erlebt, dass Sie durch einen Geruch, einen Geschmack oder weil ein Mensch eine ganz besondere Bewegung machte, sich plötzlich in Ihre Vergangenheit versetzt fühlten. Ihr Bewusstsein hat das Hier und Jetzt verlassen und das Unterbewusstsein hat Sie in die Vergangenheit manövriert. Wenn man dies bewusst erlebt, ist das spannend. Ganz oft erleben wir diesen Prozess aber unbewusst, können uns nicht erklären, warum uns dies widerfährt oder warum wir hier Probleme haben. Wir werden krank. Mit Hilfe der UrLicht9er®-Methode kann ich den Kontakt zum Unterbewusstsein herstellen und somit Traumata, emotionale Schmerzen, alte Glaubenssätze und überholte Verhaltensmuster auflösen. Alles ist möglich. Ich erlebe dies jeden Tag, bei jeder Behandlung. Mit Hilfe des Unterbewusstseins können Ihre Gesundheit, Ihr Wohlbefinden, Ihre Zukunft in einem Maße verändert werden, wie Sie es sich zurzeit kaum vorstellen können.

So ist es interessant, vor allem aber für alle Beteiligten hilfreich, im Unterbewusstsein zu arbeiten. Denn das ist es, was uns steuert. Im Unterbewusstsein ist alles gespeichert, all unsere Erinnerungen, Erlebnisse, tiefe Gefühle, Ängste, aber auch Sehnsüchte und Hoffnungen sowie Motive, Glaubenssätze und vieles mehr.

Das Unterbewusstsein ist im Vergleich zum Bewusstsein sehr groß und außerordentlich mächtig. Man kann sich dies wie einen Eisberg vorstellen. Der große, riesige Eisberg, der unter Wasser ist, das ist unser Unterbewusstsein – die Spitze des Eisberges, das, was aus dem Wasser schaut, das ist unser Bewusstsein. Mit diesem bisschen, mit dieser Spitze des Eisberges, versuchen wir uns unser Leben oder unsere Probleme zu erklären. Wenn wir krank sind oder sonstige Themen haben, machen wir uns Gedanken darüber, warum uns dies widerfahren ist. In dieser Situation denken wir mit dem Bewusstsein.

Mit Hilfe der UrLicht9er®-Methode kann ich in das große Unterbewusstsein vordringen. Hier suche und finde ich die wahre Ursache des Problems, hier komme ich an die Wurzel, um das Thema effektiv lösen zu können. Der erste Schritt sollte sein, die Ursache der Disharmonie zu erkennen, anzusprechen und es somit vom Unterbewusstsein ins Bewusstsein zu heben. In diesem Moment beginnt die Selbstheilung.

Ich möchte Ihnen hierzu ein Beispiel aus der Praxis erzählen:

Ein Mann rief mich an, weil er spürte, dass ihn eine Besetzung plagte. Dies stimmte auch und so löste ich die Besetzung auf. Anschließend kamen wir ins Gespräch und er erzählte mir sein Leid mit den Frauen. Kurz nach der Hochzeit und der Geburt des gemeinsamen Mädchens begann sich seine Ehefrau zu ändern. Immer mehr interessierte sie sich für materielle Dinge und immer weniger für die Gefühle und Bedürfnisse anderer. Dies führte nach ein paar Jahren zur Scheidung. Das Kind blieb beim Vater, welcher sich voller Liebe bis heute um das kleine – inzwischen große – Mädchen kümmert. Das Leben der beiden ist nicht einfach, oft reicht das Geld nicht aus. Aber es ist durchzogen mit dem Gefühl des Füreinander-da-Seins. Beide stützen sich gegenseitig, geben sich Halt, Geborgenheit, Liebe. Trotzdem fehlt die Mutter, welche sich nach wie vor nicht für ihr Kind interessiert. Gern würde der Vater seiner Tochter durch eine neue Partnerin einen Muttterersatz bieten. Er selbst wünscht sich eine Partnerin an seiner Seite. So erzählte er mir, dass er ab und zu auch Frauen kennenlernt. Meistens sei anfangs alles gut, aber spätestens nach ein paar Treffen beginnen sich die Gespräche zu ändern. Nun stellen die Frauen Fragen materieller Art: welches Auto er fährt, wie viel Geld er verdient, wie oft fährt er in Urlaub usw. Nach seinen Berichten zu urteilen, gehen die Frauen schnell vom Gefühl weg und zum Materiellen über. So, wie er es mir schilderte, war dies ein immer wiederkehrender Faktor, der sich negativ durch sein Leben zog. Nachdem ich ihm das erzählte, erkannte er das unbewusste Muster. Bisher war ihm das nicht bewusst. Durch das gemeinsame Gespräch haben wir dieses Problem vom Unterbewusstsein ins Bewusstsein gehoben. So kann die Selbstheilung beginnen. Wenn einem ein Problem erst einmal bewusst wird, also im Bewusstsein ist, kann es geheilt werden.

Gleichzeitig fragte ich den Vektor seines Resonanzfeldes in Bezug auf die Frauen ab. Dieser war sehr negativ und so transformierte ich ihn.

Während meiner Arbeit kamen ihm die Tränen. Er hat die energetische Arbeit körperlich gespürt. Er spürte, wie Altes, längst Überfälliges, endlich gehen durfte und durch neue heilsame Energien ersetzt wurde. Weinen bedeutet immer Druck abzulassen – alte Muster, welche Druck und Stress aufbauten, loszulassen. Hinterher fühlte er sich erschöpft, aber sehr erleichtert. Vergleichbar mit einer energetischen Operation, in der Negatives herausgeschnitten und durch Positives ersetzt wird.

5.8.3. Das Überbewusstsein

Die sogenannte Intuition gibt uns die Möglichkeit mit unserem Überbewusstsein in Kontakt zu treten. Es ist das Empfinden etwas zu wissen, ohne dass wir es erklären können. Das Überbewusstsein folgt auch keiner Logik. Häufig „diskutieren“ bei wichtigen Entscheidungen das Überbewusstsein und das Bewusstsein miteinander. Das Bewusstsein folgt der Logik, dem Verstand. Das Überbewusstsein ist verbunden mit dem Bauchgefühl, der Intuition, es ist verbunden mit der göttlichen UrLichtQuelle. So erlebten Sie es wahrscheinlich alle schon einmal, dass man zu sich selbst gesagt hat: „Das habe ich doch bereits vorher gewusst, warum habe ich nicht auf mich gehört?“ Oder man trifft eine Entscheidung, die man kaum erklären kann, weil sie keinerlei Logik entspricht; die man einzig aus dem Bauch heraus so entschieden hat. Nachdem man die Entscheidung aber getroffen hatte, fühlte man sich wohler, befreiter. Man weiß einfach, dass es die richtige Entscheidung war, auch wenn diese nicht begründbar ist.

Das intuitive Denken ist eine subtile Form des Bewusstseins – wir können es nicht hören und trotzdem ist es präsent. Die Intuition ist in allen Menschen vorhanden. Aber ebenso wie das Bewusstsein, welches auch allen Menschen gegeben ist, kann es nur minimal genutzt oder bis zur Perfektion weiterentwickelt werden. Das Überbewusstsein unterstützt die Selbsterkenntnis eines Menschen, die Neubewertung vorhandener Erfahrungen und bildet neue individuelle Konzepte.

6. Kapitel: Die göttliche UrLichtQuelle

Vom Überbewusstsein ausgehend möchte ich direkt zur göttlichen UrLichtQuelle weiterleiten, da wir über unser Überbewusstsein mit der göttlichen UrLichtQuelle in Kontakt stehen. Es gibt viele Namen für diese Quelle. Sie können Natur sagen, Kosmische Datenbank, Heile Matrix, Photonen-Feld, Raumenergie, All-Wissendes Feld, Stehende-Kosmische-Welle, Null-Punkt-Feld, Quantenfeld, Quantenraum, Äther, aber die wohl bekanntesten Bezeichnungen sind Universum oder, um es auf den Punkt zu bringen, Gott. Da es verschiedene Interpretationen von Gott und auch verschiedene Systeme von Göttern gibt, sich auch so manche Energie gottgleich fühlt, ich aber NUR unseren Urschöpfer ansprechen und auch NUR mit diesem zusammenarbeiten möchte, spreche ich hier von der göttlichen UrLichtQuelle. Dies ist die Quelle allen Seins, die reines Bewusstsein und reine Liebe ist, die Schöpferkraft, aus der alles Leben fließt, aus der alles entstanden ist.

Diese Quelle verhilft uns zur Heilung, weil die göttliche UrLichtQuelle alles durchdringt und beseelt. Wir werden von ihrem Licht bis auf Zellebene, bis ins Zellwasser hinein durchleuchtet. Die Zellfunktionen und die Zellkommunikation geschehen durch die Lichtquanten. Dies ist mittlerweile wissenschaftlich belegt (siehe z. B. www.lichtdeslebens.de, www.spiegel.de/wissenschaft/mensch/biophotonen-das-raetselhafte-leuchten-allen-lebens-a-370918.html, letzter Zugriff: 27.10.2022, 23.52 Uhr, www.biophotonen.org/was_sind_biophotonen.html, letzter Zugriff 27.10.2022, 23.52 Uhr). Früher sprach man hier von Erleuchtung, heute wurde durch die moderne Physik bewiesen, dass die Lichtquanten den Menschen durchfluten. Umso mehr der Mensch an die göttliche Quelle angeschlossen ist und somit in seiner Quellverbindung lebt, umso mehr Lichtquanten durchströmen ihn. Gott, seine Engel und die göttliche Welt existierten schon immer und das Licht besteht seit Anbeginn der Schöpfung. Von daher ist es nur verständlich, dass für eine gute Lebensqualität, für Gesundheit und Heilung eine gute Durchlichtung des Körpers außerordentlich wichtig ist.

Krankheiten, schockierende Erlebnisse, Umweltbelastungen, negative Gedanken und vieles mehr können jedoch Blockaden in diesem Energie- und Lichtfluss bewirken und schließlich zu Energiemangel führen, welcher letztendlich zu Krankheiten führt. 80% aller Krankheiten sind auf Energiemangel zurückzuführen bzw., mit unserem jetzigen Kenntnisstand ausgedrückt, ist der Mensch mit unzureichend Lichtquanten durchflutet bzw. hat er irgendwo eine Blockade, wodurch die Lichtquanten nicht gleichermaßen fließen können. Ebenso blockieren Krankheiten den energetischen Fluss. So kann hinter jedem Schmerz der Schrei der Seele nach dem energetischen Fluss und somit nach der Verbundenheit mit der göttlichen UrLichtQuelle stehen. Die meisten körperlichen Probleme haben ihren Ursprung in der Seele, wobei wir hier wieder bei der göttlichen Verbundenheit wären. So trägt der Körper aus, was die Seele nicht mehr ertragen kann.

Die Ursachen, welche in der Seele oder Psyche liegen, verdichten sich zunehmend im feinstofflichen Körper und materialisieren sich dann, wenn dieser gesättigt ist, im Körper. Also müssen sowohl die Ursache als auch das ätherische Doppel des Körpers geheilt werden, ebenso wie der stoffliche Körper selbst. Die unsichtbaren Körper sind genauso wichtig wie der sichtbare.

Alle Blockaden werden gehalten von der Angst, der Wut, dem Festhalten der Vergangenheit und der Suche nach dem vermeintlichen Täter, der an allen Problemen schuld ist. Gelöst werden sie in der Liebe, im Urvertrauen, im Loslassen der Emotionen, die der Vergangenheit gehören und wenn ich aus der Opferrolle aussteige. Liebe ist freilassend und harmonisierend, Angst ist verkrampfend, festhaltend und blockierend.

Als Heiler ist es besonders wichtig, ganz bewusst mit der UrLichtQuelle, mit dem Göttlichen, mit dem Licht, dem Guten zusammenzuarbeiten. Dies ist die Kraft, welche die Seele und jedes einzelne Lebewesen erschaffen hat und erschafft. Das ist einzigartig und kann von keinem Menschen oder anderem Wesen vollbracht werden. Die Seele ist das Lebendige in uns! Die göttliche UrLichtQuelle ist eine unerschöpfliche Quelle des Guten, der bedingungslosen Liebe, der Heilung, der Erkenntnis, der höheren Führung, des Lebens, Segens, Friedens, Schutzes, der Vollkommenheit, Freude und Fülle. Nur, wenn wir uns ganz bewusst für diesen Weg entscheiden, kann bei der Heilarbeit die göttliche Heilkraft direkt in den Menschen einströmen. Die göttliche Energie kann jegliche Materie durchdringen.

Achten Sie bei der Suche nach dem passenden Heiler bitte immer darauf, dass er nur mit der UrLichtQuelle zusammenarbeitet. Erkennbar ist dies daran, dass er in Liebe arbeitet, respektvoll spricht und handelt, zum höchsten Wohle aller agiert und er achtet ALLES, WAS IST.

6.1. Die Auseinandersetzung mit sich selbst

„Finde Ekstase in dir selbst. Sie ist nicht da draußen. Sie liegt im Erblühen deines Innersten. Der, den du suchst, bist du selbst.“ Osho

Eine der größten Herausforderungen ist die Auseinandersetzung mit sich selbst. Zu erkennen, dass nicht ein anderer oder die anderen an meinen Lebensumständen, an meinen Problemen, meinen Krankheiten und Ängsten schuld sind, sondern dass alles, was mir im Leben begegnet, etwas mit mir selbst zu tun hat, ist eine der größten Herausforderungen des Menschseins. Wenn wir gesunden wollen, müssen wir uns aus dieser Opferrolle befreien und die endlose Suche nach dem vermeintlichen Täter aufgeben. Viel besser ist es, mit Hilfe der geistigen Welt unser Leben selbst zu bestimmen, im tiefen Vertrauen zu uns selbst. Wir müssen in unserem Leben die Regie übernehmen und für uns selbst einstehen. Wir müssen die volle Verantwortung für uns übernehmen. Das Hauptanliegen, welches ich versuche, in meinen Kursen zu vermitteln – und auch mit diesem Buch ausdrücken möchte – ist, dass die Menschen wieder selbst, bewusst und direkt in Kontakt mit der göttlichen UrLichtQuelle kommen, indem sie, aufgrund der Arbeit mit den Schwingungen, erkennen, dass alles miteinander verbunden ist und wir nur so heilen können. Nur so können wir für uns selbst einstehen und somit ein selbstbestimmtes und souveränes Leben führen und den Weg aus der Fremdbestimmung hinein in die Selbstbestimmung schaffen.

„Eine freie Seele ist selten, aber du erkennst sie, wenn du sie siehst – weil du dich gut fühlst, sehr gut, wenn du ihr nahe oder bei ihr bist." Charles Bukowski

Das ist unsere größte und schwierigste Lernaufgabe. Schwierig auch, weil es uns nicht leicht gemacht wird. Zwar wurde immer wieder von verschiedenen spirituellen Lehrern darauf hingewiesen; aber da kommt der Versicherungsvertreter, der sagt: „Ich nehme dir ein Risiko ab!", der Arzt, der sagt: „Ich behandle deine Krankheiten, du musst dich um nichts kümmern.

Iss einfach diese Tabletten." Der Pfarrer erklärt dir, wie dein Glaube und deine Gespräche zu Gott sein sollen. Und die Bank kümmert sich um deine Finanzen. Spricht einer davon auch von Selbstverantwortung? Hat schon jemals ein Arzt zu Ihnen gesagt: „Achten Sie beim Heranwachsen Ihrer Kinder unbedingt auf gesundes, biologisches, unbehandeltes Essen. Am besten aus dem eigenen Garten. Ihr Kind muss sich viel bewegen. Täglich an die frische Luft gehen, egal bei welchem Wetter. Aber das Wichtigste, was Sie Ihrem Kind geben können, sind Liebe und Geborgenheit. Wenn Sie dann noch eine gute Vorbildwirkung haben, wird ihr Kind nicht krank werden. Sollte es doch einmal passieren, pflegen Sie es mit Ihrer Liebe, Geborgenheit und ein paar Hausmittelchen zu Hause wieder gesund."? Oder hörten Sie von einem Geistigen schon einmal: „Gott ist die Natur. Wenn du Gott finden möchtest, dann geh in die Natur. Gott ist in jedem Baum, jeder Blume, jedem Stein, jedem Grashalm. So, wie wir untrennbar mit der Natur verbunden sind, so sind wir untrennbar mit Gott verbunden."?

Aber warum ist das so? Warum beraubt man uns unserer Selbstverantwortung? Ich möchte sogar behaupten, dass ein Großteil der Menschen so konstituiert ist, dass sie annehmen, selbstbestimmt zu sein, weil sie ja wählen können zwischen „ich gehe zum Arzt oder nicht". Und weil sie gesund werden möchten, gehen viele zum Arzt und dort haben sie – als scheinbar selbstbestimmter Mensch – wieder die Wahl zwischen der Einnahme der Medikamente oder der Weiterführung der Therapie. Im Grunde stehen viele Menschen permanent vor der Wahl zwischen Pest und Cholera und fühlen sich dabei selbstbestimmt. Man vermittelt ein scheinbares Gefühl von Souveränität. Sobald man sich aber einmal gegen den vorgeschlagenen, ausgetretenen Weg entscheidet, spürt man erst, wie steinig dieser andere, neue Weg ist und wie sehr man dafür angegriffen, diffamiert und zum Teil auch missachtet wird.

Eine Bekannte, welche ähnlich schwingt wie ich, erzählte mir einmal, dass ihr Kind krank war – nichts Besonderes, es fühlte sich nur nicht so gut, hatte ein bisschen Bauchschmerzen und war nicht so fit wie sonst. Deshalb sagte sie eine Verabredung mit dem gleichaltrigen Freund ihres Kindes ab. Nach dem Bedauern der Mutter des Kindes, dass sie sich nicht treffen können, war die sofortige Frage, ob sie mit ihm schon beim Arzt war. Selbstverständlich verneinte sie. Daraufhin erklärte ihr die Bekannte, wie wichtig es sei ärztlich abklären zu lassen, warum er Bauchschmerzen hat oder was der Grund für seine Abgeschlagenheit sei, und fragte sie, was sie ihm jetzt, da sie ja nicht beim Arzt war, überhaupt gegen seine Probleme geben möchte. Sie sagte, dass sie ihn in ein abgedunkeltes Zimmer lege, einen Tee koche, ihn schlafen lasse und er von ihr ganz viel Liebe bekommen würde. Mit einem höhnischen „Na dann!“ verabschiedeten sie sich. Zwei Stunden später war ihr Kind topfit und spielte im Garten. Er hatte „nur“ eine kurze Auszeit gebraucht.

Leider wird uns aktuell in jedem Lebensbereich die satanische Umkehrung suggeriert. So, wie man angeblich nur gesund werden kann, wenn man vorher etwas Chemisches zu sich genommen hat, als ob in unserem Körper Chemikalien fehlen würden und er deshalb krank geworden wäre. Oder, um drei weitere Umkehrungen zu nennen: Impfungen braucht man für die Gesundheit. Waffen für den Frieden. Abstand für die Gemeinschaft.

Solche Beispiele könnte ich viele bringen: Ein Krebspatient lehnt die Chemotherapie ab, weil er sich vorher informiert hat und nun die Nebenwirkungen und die Überlebenschance kennt. Außerdem hat er bei seiner Recherche herausgefunden, dass es unglaublich viele biologische Alternativen zur Chemo gibt, die nicht nur helfen, sondern den Körper auch noch aufbauen, stabilisieren und verjüngen. Was glauben Sie, wie stark dieser Mensch bleiben muss, um bei seiner Überzeugung zu bleiben?

Haben Sie während der Corona-Pandemie einmal versucht, ohne Maske in ein Geschäft zu gehen, haben sich den Tests verweigert oder später gar der Impfung? Dann wissen Sie, was ich meine!

80% der Menschen interessieren sich überhaupt nicht für aussagekräftige Argumente, die wissenschaftlichen Fakten und sie interessieren sich auch nicht dafür, dass Sie ihnen nur helfen oder ihnen die Augen öffnen möchten. Diese Menschen neigen dazu, ihre Selbstverantwortung komplett abzugeben, sich als Opfer der Umstände zu fühlen und jegliche Verantwortungen auf andere abzuwälzen. Sie lehnen sich zurück und machen es sich leicht. Ganz sicher gibt es für dieses Verhalten Gründe und es liegt mir fern darüber zu urteilen. Fakt ist aber, dass sie sich dadurch auf einer völlig anderen Frequenzebene befinden als die Menschen, die sich selbst informieren, eigenverantwortlich recherchieren, Dinge studieren, durchdringen und alles in größeren Zusammenhängen sehen. Befinden sich Menschen aber während ihrer Kommunikation nicht auf der gleichen Frequenzebene, können sie sich nicht verstehen. Sie hören einander, verstehen es aber nicht, es kann also keine echte Kommunikation stattfinden. Um kommunizieren zu können, müssen die Menschen auf einer „Wellenlänge schwingen", die gleiche Schwingungsebene haben. Sonst versteht man einander nicht.

Hinzu kommt, dass sich kaum jemand eingestehen möchte, dass er Fehler gemacht hat. Der Zusammenbruch des eigenen Weltbildes kann sehr schmerzhaft sein und auch zu psychischen und körperlichen Zusammenbrüchen führen. Stellen Sie sich einen Arzt vor, der sein Leben lang für die Pharmaindustrie gearbeitet, gutes Geld bekommen hat, ein teures Auto fährt und ein großartiges Haus am See besitzt. Auch seine, inzwischen schon erwachsenen Kinder steigen nun in das Geschäft mit ein. Bisher hat ihnen im Leben nichts gefehlt. Jetzt würde sich dieser Arzt mit den wahren Hintergründen dieses Industriezweiges beschäftigen. Was würde passieren? Sein Leben würde wie ein Kartenhaus zusammenbrechen. Er würde zusammenbrechen. Möchte er das? Nein! Allein aus Selbstschutz, allein um nicht zugeben zu müssen, dass man bisher falschlag, allein deshalb wird er sich nicht damit beschäftigen.

Ich möchte damit keinesfalls ausdrücken, dass die Entscheidung für einen Arztbesuch, einen Finanzexperten oder einen Kirchbesuch partout falsch wäre. Nein, denn Ärzte können Leben retten, der Finanzexperte kann Ihr Geld vermehren und die Kirche hat schon viele Menschen auf den richtigen Weg zurückgebracht. Ich bin aber der Meinung, dass sich jeder rundum informieren sollte, um die für sich und seine individuelle Situation optimale Lösung zu finden. Dies ist aber nur dann möglich, wenn man eine wirkliche, ehrliche Wahl hat, weil man sich in jeglicher Beziehung ganzheitlich informieren kann und dies auch tut, wobei man sich über geschichtliche Hintergründe ebenso informiert wie über sämtliche Alternativen.

So gibt es auch eine nicht zu unterschätzende Zahl derer, die zunehmend in die Selbstverantwortung kommen. Insbesondere in dieser Zeit, in der die Eigenschwingung der Erde permanent zunimmt, steigt das Bewusstsein. Unser Planet ist ein rationales Wesen mit einem tiefen spirituellen Bewusstsein und befindet sich jetzt im Prozess seines Aufstiegs, Wachstums und Übergangs. Seine Schwingungen erhöhen sich. Damit ändert sich auch die Schumann-Resonanz. „Die Schumann-Resonanz“ ist die natürliche elektromagnetische Frequenz der Erde, die für die Aufrechterhaltung des Gleichgewichts der Erdatmosphäre und die Gesundheit aller lebenden Organismen unerlässlich ist.“ (https://www.elvari.de) Für das eigene körperliche, seelische und geistige Wohlergehen, ebenso für die eigene Bewusstseinserweiterung ist es hilfreich, sich mit diesen Wellen und dem spirituellen Bewusstsein der Erde zu synchronisieren. So können die Menschheit, die Erde und alles, was auf ihr lebt, zu einem höheren Bewusstsein anwachsen. Diese gegenwärtigen Wachstumsprozesse nennt man Übergangszeit. Es ist die Zeit der Frequenzerhöhungen. Spürbar ist dies für uns dadurch, weil sich tagtäglich auf der Erde als auch im Universum sehr viele Dinge ereignen. Die Übergangsperiode bringt nicht nur eine enorme Erhöhung von Energie und Bewusstsein hervor, sondern auch einen radikalen Reinigungsprozess. Für manche Menschen hat es den Eindruck, als ob das Leben auf der Erde immer mehr aus dem Gleichgewicht gerät. Vieles zerbröckelt. Religionen, Regierungen und andere Instanzen verlieren ihre Glaubwürdigkeit und dadurch auch ihre Mitglieder und Unterstützer. Alle Beziehungen, die nur oberflächlich waren, gehen in die Brüche, Liebesbeziehungen ebenso wie alle anderen zwischenmenschlichen Beziehungen. Alle Beziehungen, Systeme, Glaubenssätze, Normen usw., die nicht in der Liebe sind, zerbröckeln und lösen sich auf. Tief in uns wird bei vielen das Verlangen nach Frieden und Liebe wach.

Wir sind nicht hier, um zu leiden. So kann ich mit meiner Methode austesten und erkennen, wieso, weshalb, warum sich jemand von der Quelle abgeschnitten hat, um dies wieder zu harmonisieren. Es ist nicht Gottes Wille, dass jemand auf irgendeine Art und Weise leidet und es ist auch nicht unser wahrer Wille. Jederzeit können wir die Tür für die Liebe öffnen und die Liebe willkommen heißen. Ebenso wie wir die Fülle willkommen heißen können und auch die Heilung, die den Frieden wiederherstellen wird. Dies wird eine viel größere Ebene von Selbsteinbeziehung, Freude und Fülle mit sich bringen. Die Freude ist hier. Verweile genüsslich in diesem Bewusstsein. Du hast es verdient! Es ist dein Geburtsrecht!

6.2. Befreiung durch Vergebung

Einer der Hauptgründe, warum wir uns von der göttlichen UrLichtQuelle abgeschnitten haben, ist unser Ego. Unser Ego kann nicht zugeben, einen Fehler gemacht zu haben, und unserem Ego fällt es so schwer, zu verzeihen – uns selbst und anderen.

Die Vergebung kann aber DEN Unterschied im Leben machen. Man sollte an diejenigen denken, die einen in der Vergangenheit wütend gemacht oder irritiert haben, um dann diesen fortlaufenden Stress energetisch aufzulösen. Wer es schafft, diesen Menschen zu vergeben, wird den Schmerz, die Irritation und den Stress, den man von ihnen übernommen hat, erlösen und damit frei sein. Auf diese Weise wird der Frieden sowohl den vergangenen Stress ersetzen als auch die gegenwärtige Irritation auflösen. Was man dem Anderen nicht vergibt, ist, was man sich selbst noch nicht vergeben hat. Die Welt um einen herum besteht aus dem, was man in sich selbst verurteilt, unterdrückt und nach außen projiziert hat, auf alle, die um einen herum sind. Dies nennt man Spiegelarbeit, was spiegelt sich mir oder was projiziere ich auf meinem Gegenüber. Wir sind hier, um zu vergeben und uns durch das Vergeben der anderen selbst kennenzulernen. Unschuld teilt sich. Schuld klagt andere an.

So hatte ich eine Beratung. Die Klientin klagte u. a. über Herzrhythmusstörungen, welche sie schon lange begleiteten. Inzwischen kamen aufgrund dieses Problems weitere körperliche Dissonanzen hinzu. Als Ursache für ihre Störungen durften wir eine noch offen stehende Vergebung erkennen. Die Geschichte dahinter war, dass sie sich in ihrer Jugend von ihrem Verlobten trennte, weil sie merkte, dass er nicht der richtige Mann für sie war. Während der Trennung sagte ihr der junge Mann jedoch, dass er nun, wo er frei ist, endlich zu der Frau gehen könne, die er ohnehin schon immer geliebt habe. So geschah es auch. Dies war eine starke Verletzung für meine Klientin gewesen. Sie fühlte sich erniedrigt, ungeliebt, traurig und es kamen Selbstzweifel. Jetzt, viele Jahre später, ist meine Klientin glücklich verheiratet, hat zwei Kinder, aber leider das Problem mit dem Herz. Ihr Exverlobter hat eine neue, kinderlose Beziehung. Die Ursachen lagen in der noch nicht geschehenen Vergebung. Allerdings wusste das meine Klientin bis dahin nicht, da für sie die Beziehung im Tagesbewusstsein längst beendet war und sie aktuell auch glücklich ist. Die wahre Ursache fand ich in ihrem Unterbewusstsein. Während der Beratung führten wir ein Vergebungsritual durch. Sofort war die Erleichterung spürbar.

Testen kann ich dies aber auch mit Hilfe des Resonanzfeldes. Wenn jemand zu mir kommt, und ich erkenne in seinen Erzählungen ein immer wiederkehrendes Muster, frage ich mit dem Tensor ab, ob er mit diesem Muster in Resonanz geht, welchen Vektor sein Resonanzfeld in dieser Beziehung hat, und bearbeite dies. Ist das Resonanzfeld im UrLicht9er, bedeutet es, dass er nicht mehr damit in Resonanz geht und das stetig wiederkehrende Muster ist, somit Heilung geschehen kann.

7. Kapitel: Beratungsbeispiele aus meiner Praxis

„Bevor du beginnst, jemanden zu heilen, frage ihn, ob er dazu bereit ist, auf die Dinge zu verzichten, die ihn krank gemacht haben.“ Hippocrates

Die Beratungen, die ich durchführe, sind so individuell, so unterschiedlich, dass keine einer anderen gleicht. Ebenso sind die Methoden, welche ich zur Harmonisierung verwende, immer unterschiedlich. Es gibt Phasen, in denen ähnliche Problematiken auftauchen, aber auch hier sind die Ursachen zum Teil verschieden.

Im Folgenden möchte ich Ihnen einige Beratungen aus meiner Praxis vorstellen, damit Sie einen Einblick in mein vielschichtiges Wirken mit Hilfe der UrLicht9er®-Methode bekommen. Dabei beschreibe ich immer nur bestimmte Sequenzen aus der Gesamtberatung:

Die meisten Menschen, welche mich aufsuchen, möchten Ihr Störfeld wirklich beseitigt haben. Unbewusst nicht alle gleich beim ersten Mal, aber so nach und nach versuchen sie, es loszulassen. Manchmal aber lässt das Unterbewusstsein nicht los oder möchte in dem negativen Vektor bleiben. Dann muss ich hierfür die Ursache finden.

Als Beispiel zur Verdeutlichung möchte ich eine Familienaufstellung angeben. Auch diese Methode kann ich mit Hilfe der Rute durchführen. Hierfür stelle ich die Figuren, welche die entsprechenden Menschen repräsentieren, nach Anweisung der Rute auf ein vorgegebenes Spielfeld. Wie bei jeder Beratung verbinde ich mich auch hier mit dem Energiefeld der Teilnehmer. Die Situation, wie die Figuren stehen, spiegelt die aktuelle Situation innerhalb der Familie, der Firma, oder was auch immer ich gerade aufstelle, wider. Anschließend frage ich jede einzelne Figur, ob sie hier zufrieden ist. Häufig bekomme ich dann ein „Nein". „Übersetzt" bedeutet dies: „Nein, ich fühle mich hier nicht wohl, es geht mir hier nicht gut." Meine nächste Frage lautet dann, ob sie sich verändern, den Platz ändern möchte oder die Blickrichtung. Im Normalfall bekomme ich hier ein „Ja". „Übersetzt" bedeutet das: „Ja, ich möchte mich verändern, verbessern, zu meinem eigenen Wohle und dem Wohle der Familie (Firma, etc.)."

Bei einer solchen Familienaufstellung erlebte ich es nun, dass die gesamte Familie mit ihrem Platz unzufrieden war, sich also alle unwohl fühlten, aber nur einer – die Person, die auch bei mir in der Praxis saß – bereit war, sich zu verändern. Egal wie oft ich die Figuren abfragte, ihnen Vorschläge unterbreitete oder der eine „Willige" sich umstellte, die Figuren blieben stur an ihrem Platz stehen. Ich konnte niemanden dazu bringen sich zu bewegen. Mein Klient erzählte mir anschließend, dass ihn das nicht wundert, da es dem Charakter dieser Familie entspricht, stur auf der eigenen Meinung zu beharren, keinen Millimeter davon abzuweichen und es dabei auch nicht von Interesse ist, wie sich andere dabei fühlen.

Eine Aufstellung dieser Art hatte ich bis dato erst einmal. Hier kann eine Aufstellung mit Symbolen auf Papier hilfreich sein, bei der man auf die Beziehungslinien zwischen den Teilnehmern Impulse und Energien in Form von Zeichen, Worten oder Farben einschwingt oder man löst dies mit Hilfe der Ursachenforschung.

Wie exakt die ausgewählten Figuren die entsprechenden Personen darstellen, verwundert mich immer wieder aufs Neue. Bei einer anderen Aufstellung haben sich mehrere Figuren immer wieder umgestellt, bis dies einem Charakter „zu bunt geworden" ist. Sie hat das Spielfeld verlassen. Auch diese Charakterzüge der entsprechenden Familienmitglieder wurden von meinem Klienten bestätigt.

Ein anderes Beispiel zum Thema Familienaufstellung: Die Mutter „beherrscht" immer noch ihren Sohn. Ganz eng steht die Figur, welche die Mutter repräsentiert, neben ihrem Sohn, so dass dessen Frau gar keine Chance bekommt, neben ihm stehen zu können. Im Leben äußert sich das dann so, dass die Mutter entweder immer noch eine (zu) große Rolle spielt, sie sich zu oft einmischt, eine Rivalität zwischen Mutter und Frau/Freundin entsteht oder die Partnerin immerzu das Gefühl hat, sie ist nicht die einzige Frau im Leben ihres Mannes. Wenn sich dann bei der Familienaufstellung der Sohn für seine Partnerin entscheidet und somit die Mutter „verlässt", kann es auch hier zu interessanten Entwicklungen kommen. Manchmal verlässt die Mutter das Spielfeld und ist somit beleidigt, manchmal stellt sie sich hinter ihren Sohn und übernimmt ihre wahre Aufgabe – ihm den Rücken zu stärken. Es ist immer die Aufgabe der Eltern, hinter ihren Kindern zu stehen. Oder die Mutter stellt sich allein, fühlt sich orientierungslos und muss sich erst neu finden.

Bei meiner Familienaufstellung war es so, dass sich die Mutter zu oft in das Leben ihres Sohnes einmischte, was der Beziehung zu seiner Frau schadete. In diesem Fall war die Einmischung aber gut gemeint und kam von Herzen. Erkennbar war dies während der Familienaufstellung daran, dass sich die Mutter nun hinter ihren Sohn stellte und damit ihrer richtigen Aufgabe nachkam und ihm den Rücken stärkte. Frau und Mann konnten so zusammenrücken, ohne dass jemand zwischen ihnen stand. Aufgrund von weiteren gemeinsamen Beratungen konnte ich das Familiengeschehen weiterhin verfolgen. Die Mutter war weiterhin präsent, allerdings ging von den Eheleuten ein anderes Gefühl ihr gegenüber aus. Ihr Tun konnte nun als Hilfe angenommen und nicht mehr als Belastung wahrgenommen werden.

Genau darum geht es. Wir können andere Menschen nicht ändern. Jeder ist, wie er ist. Aber wir können unser Gefühl dem anderen gegenüber ändern. Wir ändern die Information auf der Schwingung.

„Akzeptiere jeden so, wie er ist. Jeder hat Nachteile, sogar die Besten. Wir sind nur Menschen keine Engel."

Verfasser unbekannt

Weitere Fallbeispiele aus meiner Praxis:

Jemand kam mit Rückenschmerzen zu mir. Ich stellte fest, dass 20 Seelen auf seinem Rücken saßen. Anschließend waren die Schmerzen im Vektor 3. Diese konnte ich ohne Ursachenfindung transmutieren.

Mein Mann lag mit Grippe auf dem Sofa. Er war sehr erschöpft, aber auf dem Weg der Besserung. An einem Morgen sagte er, es ginge ihm jetzt viel besser. Er lief in der Wohnung umher, half mit leichten Tätigkeiten im Haushalt und wir freuten uns, dass es jetzt bergauf ging. Zirka eine Stunde lang. Danach legte er sich mit einer plötzlich aufkommenden Erschöpfung hin und schlief 7 Stunden lang. Ich wusste, hier stimmt etwas nicht, behandelte ihn und nahm Besetzungen von ihm herunter. Er schlief so fest, dass er von der Behandlung nichts merkte. Als ich fertig war, wachte er auf, setzte sich hin und fragte, warum er so lang geschlafen hatte. Einen Tag später war er gesund.

Ich behandelte jemanden, weil er das Gefühl hatte, besetzt zu sein. Dem war auch so, allerdings merkten wir, dass hier jemand noch immer Energie zieht. Ich entkoppelte diese Energie. Sie kam aus seiner Familie. Dabei wurde es meinem Klienten aber nicht, wie sonst üblich, leichter, sondern er bekam einen Druck am Kopf. Der Druck wurde immer stärker. Ich suchte nach der Ursache. Schließlich kamen wir darauf, dass hier ein Familiengeheimnis vorliegt. Dieses durfte auf keinen Fall angesprochen werden, sonst verstärkte sich der Druck. Also habe ich es, ohne weiter in die Forschung zu gehen, transformiert. Der Druck ging weg. Wir verabredeten uns zu einer weiteren Sitzung, um das Ahnenfeld zu befrieden. Bei dieser weiteren Sitzung kam der Druck am Kopf wieder. Wir sprachen das Familiengeheimnis nicht an und forschten nicht nach, brachten aber alle Ahnen ins göttliche UrLicht. Anschließend fühlte sich mein Klient sehr erleichtert. Der Kopfdruck kam nie wieder.

Eine Frau wurde mir von einem anderen Heiler geschickt. Sie hatte Probleme mit dem Karpaltunnel. Ich sah recht schnell, dass dieses Problem aus einem anderen Leben stammte. Sie hatte nach wie vor – natürlich nur energetisch – metallene Handfesseln an ihren Gelenken. Ebenso wie Fußfesseln und Keuschheitsgürtel. Ich entfernte alles. Die erste Erleichterung spürte sie noch bei mir in der Praxis, der Rest dauerte ein paar Wochen. Jetzt ist sie schmerzfrei, aber sehr neugierig darauf, mehr über ihr vergangenes Leben zu erfahren.

Eine Bekannte von mir knickte mit ihrem Fuß so um, dass dieser im Gelenk mehrmals gebrochen war, operiert werden musste und sie bekam Schrauben und anderes Metall eingesetzt. Monate später hatte sie nach wie vor Schmerzen. Ich schaute es mir an. Das Metall wirkte als Antenne, deshalb konnte der Bruch nicht heilen. Mit Hilfe der Transformation und eines Zeichens schaffte sie es, noch innerhalb meiner Praxis zu laufen. Diese Behandlung bedurfte einer zweiten und dritten Sitzung, aber es wurde stetig besser.

Aufgrund des Wirkens von Elektrosmog ist es auch immer wichtig, die Krankenzimmer zu harmonisieren. Die Krankenbetten sind aus Metall. Häufig sollte ich Bekannten helfen, die im Krankenhaus lagen. Schon nachdem ich das Bett harmonisiert hatte und weitere Energien entfernte, die nicht in das Zimmer gehören, wurde es besser.

Viele Klienten, die mich aufsuchen, leiden psychisch. Häufig liegen die Ursachen hierfür anscheinend auf der Hand, weil sie in ihrer Partnerschaft unglücklich sind oder aufgrund traumatisierender Kindheitserfahrungen. Trotzdem stellt sich dabei die Frage, wieso kann der Partner so mit meinem Klienten umgehen? Zu jeder Handlung gehören immer zwei! Einer, der etwas tut, und einer, der es mit sich machen lässt. Was ist die wahre Ursache hinter dieser schiefen Kommunikationsebene?

Die andere Frage wäre, wieso lassen viele Menschen ihre Kindheitserfahrungen nicht los? Warum gelingt es ihnen nicht, ein selbstbestimmtes Leben zu führen?

Die Antworten hierfür sind genauso vielschichtig wie die Geschichten dahinter.

Häufig liegen die wahren Ursachen tief im Ahnenfeld verborgen, frei nach dem Auflösungssatz: „Dir geht es so mit mir, wie es mir mit meiner Mutter/Vater ergangen ist.“ Wir übernehmen die

Muster der Eltern, welche die Muster ihrer Eltern übernommen haben. Bei Familienaufstellung sagt man auch dazu, dass man den Rucksack von Generation zu Generation weitergibt, wobei jeder sein „Päckchen" noch hineingibt. Die Kinder tragen diesen Rucksack nun. Die Befriedung des Ahnenfeldes dient dazu, diesen Rucksack auszuleeren. Viele Klienten können dies daran spüren, dass es sich um die Schultern herum deutlich leichter anfühlt, Rückenschmerzen gehen weg, vor allem aber kann man wieder aufrecht gehen. Der krumme Rücken, den viele Menschen im Alter bekommen, ist ein Zeichen dafür, dass sie ihr Leben lang energetisch zu viel getragen haben.

Eine andere häufige Ursache sind die energetisch negativ wirkenden Verbindungen zwischen den Menschen. Spürbar daran, dass man energielos ist oder es nicht gelingt, sein eigenes Leben zu führen. Diese Energieschnüre müssen durchtrennt und entkoppelt werden. Niemand hat das Recht, unautorisiert Energie zu ziehen.

Ich hatte in der Praxis Besuch von einem Pärchen, welches erst vor kurzer Zeit zusammenkam. Beide kamen aus einer für sie sehr disharmonischen Beziehung, wenn auch für beide sehr unterschiedlich empfunden. Außerdem gestaltete sich für beide die Beziehung zu ihren Eltern schwierig. Das Problem war nun, dass sich die gleichen, bereits mehrfach durchlebten pathologischen Muster jetzt, in der neuen Umgebung, bereits wieder einschlichen. Die Frage war: Warum ist das so? Während der Beratung erkannten wir bei ihm, dass sich das Problem im Ahnenfeld befand. Die gesamte männliche Ahnenreihe war negativ. D. h., er bekam keinerlei männliche Energie von den Ahnen, wodurch es ihm schwerfiel in seine männliche Energie zu gehen. Hierzu muss man wissen, dass die Frequenz eines jeden Ahnen Einfluss auf alle hat. Die männliche Energie ist es, die uns hilft,

Dinge in Schwung zu bringen. Ist sie nicht vorhanden, fühlen wir uns ausgebrannt, energielos, erschöpft.

Bei der Frau hingegen lag die Ursache in ihrer Kindheit, ihrer Erziehung. Die Mutter war so dominant, dass sich bei ihr falsche Glaubensmuster manifestierten und sie nun eine innere Sabotage hatte. D. h., sie sabotiert sich unbewusst selbst.

Beides löste ich auf und half ihnen damit wieder zunehmend in ihre Kraft zu kommen. Allerdings bedurfte es hier mehrerer Sitzungen, da auch die Gewohnheit noch eine wesentliche Rolle spielte.

Eine Klientin hatte Brustkrebs. Sie hat sich diesen herausoperieren lassen, danach aber die schulmedizinische Behandlung abgebrochen. Sie kam zu mir, um die Ursache des Krebses zu erfahren. Im Grunde wusste sie selbst die Ursache, wollte sie „nur" von mir hören oder bestätigt bekommen. Ich sagte ihr, sie habe Krebs bekommen, weil ihr Mann sexuell übergriffig geworden sei. Als ich dies aussprach, kamen ihr schlagartig die Tränen – Ein Beweis dafür, dass ich den richtigen Punkt getroffen hatte. Sie hatte sich bereits von ihrem Mann getrennt, energetisch war er aber noch mit ihr verbunden. Diese unautorisierten Stränge löste ich. Dabei sah ich, wie er groß und grinsend dastand. Mit jeder weiteren Trennung, die ich vollzog, wurde er kleiner und unscheinbarer. Endlich konnte die Frau wieder durchatmen. Sie fühlte sich leicht und befreit.

Eine andere, auch sehr nette, sympathische Klientin litt darunter, dass sie am Abend nicht schlafen gehen kann. Obwohl sie dies gern möchte und sich auch müde fühlt, beschäftigte sie sich mit dem Computer, spielt daran Spiele oder schaut Fernseher. Diese Situation war der jungen Frau nicht anzusehen, befand sich aber im mehrfach dunklen Neuner. Es stellte sich heraus, dass dies zum einen ein Suchtverhalten ist und zum anderen ein Aufmerksamkeitsablenker. Aktuell macht sie eine psychosomatische Behandlung. Dort kommen Gefühle hoch, von denen sie sich ablenken möchte, um sie nicht fühlen zu müssen. Bei dieser Frau liegt die Ursache sehr tief. Es sind viele Schalen über ihrer Gesundheit. Vorstellen können Sie sich das wie eine Zwiebel. Schale für Schale wird abgeschält, um am Ende zur Gesundheit zu gelangen.

Manche Beratungen sind schwer. So war eine Frau bei mir, welche durch eine andere Frau auf mich aufmerksam wurde. Die Beratung der anderen Frau verlief sehr gut und sie konnte vieles spüren. Diese Frau hingegen spürte nichts. Sie litt unter Depressionen, hatte keinerlei Kraft und kein Interesse mehr für nichts. Sie konnte das alles nicht verstehen. Ich konnte ihr nicht wirklich helfen. Ihre Seele hatte ihren Körper verlassen und wollte auch nicht mehr hinein. Durch verschiedene Dinge, wie Medikamente, Impfungen, aber auch Unfälle oder Operationen, kann die Seele den Körper verlassen. Im Normalfall möchte sie aber, insbesondere mit meiner Hilfe und Unterstützung, wieder in den Körper zurückgehen. Dies war hier leider nicht der Fall gewesen.

Eine andere Frau nahm Antidepressiva und kann nicht damit aufhören diese einzunehmen. Vor längerer Zeit hatte sie Depressionen und begann mit diesem Medikament. Es war kein Problem, es anschließend abzusetzen. Später bekam sie erneut leichte Depressionen und griff dabei wieder zu diesen Tabletten. Die Depressionen verschwanden, aber das Medikament blieb. Sie hat ihr gesamtes Leben geändert. Diese Klientin sagte selbst von sich – und aufgrund ihres gesamten Auftretens glaube ich ihr das –, dass sie ein sehr schönes Leben hat. Sie hat genügend

Geld, kann sich ihre Zeit frei einteilen, pflegt Freundschaften und ist gesund. Es gibt keinen Grund diese Tabletten weiterhin einzunehmen. Die Ursachen, welche ich fand, waren Besetzungen. Sie war von mehreren unterschiedlichen Energien besetzt. Diese Energien hafteten an der Frau wie Parasiten und laugten sie aus. Sie wollten, dass sie diese Medikamente weiterhin einnimmt. Vergleichbar mit einer Alkoholikerseele. Stirbt ein Alkoholiker, haftet sich dessen Seele an jemanden, der dem Alkohol zugetan ist. Die Seele fordert dann ihren Alkohol, so dass der besetzte Mensch mehr Alkohol trinkt. Dies ergibt einen Kreislauf, weil mehr Alkohol wieder mehr Alkoholseelen anzieht. So war es auch bei dieser Frau. Nicht sie, die sie besetzten Seelen forderten die Antidepressiva-Tabletten. Ich habe alle Besetzungen von ihr genommen.

Besetzungen können sich aber auch anders auswirken. Eine Frau kam zu mir, weil sie sich nie entscheiden konnte. Schon kleinere Entscheidungen fielen ihr enorm schwer. Nun stand sie aber vor einer großen Entscheidung. Es quälte sie, dass sie sich stets hin und her gerissen fühlte. Die Ursache lag hier – unerwarteterweise – in einer Besetzung mit mehreren Seelen. Es war für mich enorm schwer und bedurfte mehrerer Anläufe, einer Vielzahl von Methoden und schließlich einer großen Portion Dankbarkeit, bis alle Seelen ins Licht gegangen waren. Die Klientin fühlte sich sofort wie von einer großen Last befreit und konnte nun alles klar sehen. Dies beeinflusste auch ihre Entscheidungsfähigkeit.

Eine gute Bekannte von mir, die ich schon seit vielen Jahren durch spirituelle Treffen kenne, kam zu mir, weil sie seit längerer Zeit Haarausfall hatte. Sie sagte mir, und so kenne ich sie auch, dass sie stets auf alles achtet, sich gut ernährt, Sport macht, in die Natur geht und eine gute Partnerschaft pflegt. Ich schaute in die Ursachenforschung und erkannte eine äußere Sabotage von der Schwiegermutter ihrer Tochter. Das Unglaubliche darin war, dass diese Schwiegermutter auch noch Friseurin ist. Passte also genau. Die Unterursache war, dass die Friseurin einen Minderwertigkeitskomplex hat und deshalb niemanden neben sich ertragen kann. Wir mussten alles transformieren und meine Klientin zweimal schützen, da sie noch dazu von dunklen Mächten manipuliert und attackiert wurde.

Eine Klientin kam zu einer Beratung, die so sehr unter Schlafstörungen litt, dass sie im Höchstfall drei Stunden schlafen konnte. Es meldeten sich zwei Ursachen. Die erste Ursache war ihre Entwurzelung aus Tschechien. Diese befand sich im dunklen Neuner. Die zweite und noch markantere Ursache war ihre Ehe. Das Problem dabei war, dass ihr Mann ein guter Mann war, der alles für sie tat, sie aber wie in einer WG wohnten. Die Kinder waren inzwischen ausgezogen. Die Frau sehnte sich nach Verständnis, Liebe, guten Gesprächen, vor allem aber Zärtlichkeit. Dies alles konnte sie von ihrem Mann nicht bekommen. So weinte sie nachts oft, fand nicht in den Schlaf und litt schließlich unter Schlafstörungen. Das Problem bei der Beratung war, dass sie über all die Jahre, in denen sie darunter litt, viele Herzmauern aufgebaut hatte. Es war sehr schwer und kaum möglich, diese Mauern zu durchdringen und an ihr wahres Selbst zu gelangen.

Ein Klient, den ich bereits mehrfach wegen anderer Dinge beraten hatte, kam zu mir wegen seines Tinnitus. Die vorhergehenden Harmonisierungen waren erfolgreich. Ich konnte ihm sowohl bei seinen Beinschmerzen wie auch seinen Ängsten helfen. Die Beratung mit dem Tinnitus blieb leider erfolglos. Durch kuriose Umstände (Zufälle gibt es ja bekanntlich nicht) fuhr ich zu der Familie nach Hause, um eine Disharmonie von seiner Frau zu harmonisieren. Während dieser Arbeit bekam ich plötzlich einen Tinnitus ins Ohr. Außerdem änderte sich der Geruch in den Raum. Dies nahm aber anscheinend nur ich so wahr. Die Ursache meiner Beschwerden waren negativ gespeicherte Informationen in den Wänden des Hauses. Es handelte sich aber um ein neu gebautes Haus. Wir gingen der Sache auf dem Grund und fanden als Ursache heraus, dass die Arbeiter, welche das Haus bauten, schlechte Laune wegen ihres Chefs hatten. Nicht nur seine eigenen Angestellten, sondern auch die Arbeiter der anderen Gewerke hatten Probleme mit ihm. Diese negativen Energien wurden in dem Haus gespeichert und lösten bei mir und dem darin wohnenden Mann den Tinnitus aus. Nachdem ich alles harmonisiert hatte, vergingen sowohl der merkwürdige Geruch wie auch mein plötzlich erschienener Tinnitus.

Bei meinen Rutenkursen lernen die Teilnehmer abzufragen, ob Störfelder an ihnen sind. Bei einer Teilnehmerin war dies so. Sie fand drei Störfelder. Das erste Störfeld war ihre Brille, welche ich transhumanisieren musste. Das heißt, die Brille hat viel Unmenschliches gesehen. Durch die Transhumanisierung gebe ich die Menschlichkeit wieder hinein. Das zweite Störfeld war ihre Kette. Es handelte sich um eine sehr schöne Steinkette. Der Stein war negativ, aber die negativ wirkenden Informationen darauf wollten nicht gelöscht werden. Ich konnte den Stein transformieren. Er wollte anschließend aber noch mehr als nur die Transformation. So besprach ich ihn mit einer hochenergetischen Besprechungsformel und spielte den UrLicht9er auf. Trotzdem bekam ich die Kette nicht in den UrLicht9er. Schließlich kam ich darauf, dass eine Seele an der Kette hing. Es war die verstorbene Mutter meiner Teilnehmerin. Diese Seele war erdgebunden und wollte nicht ins Licht gehen. Wir erfuhren, dass die Seele ein Geheimnis trägt. Die Teilnehmerin durfte das Geheimnis erfahren, hat ihrer Mutter vergeben und die Seele ging trotzdem nicht ins Licht. Nachdem ich es mehrfach versucht hatte, teilte mir die Seele mit, dass sie jetzt nicht gehen möchte, da sie dann geht, wenn sie es möchte und nicht, wenn ich es möchte. Meine Teilnehmerin musste lachen, da dies exakt dem Charakter ihrer Mutter entsprach.

Auch Tieren kann ich mit meiner Methode wunderbar helfen. Ich bekam einen Anruf von einer Katzenbesitzerin. Ihre Katze kam von draußen und war seitdem völlig schlapp. Sie lag nur noch. Inzwischen war es schon so schlimm, dass sie nicht einmal mehr reagierte. Der Tierarzt wurde bereits informiert, brauchte aber noch ein paar Stunden, bis er eintreffen wird. Ich fragte ab und erkannte, dass die Katze vergiftet war. Sie hatte das Salz an den Pfoten abgeleckt, welches draußen gestreut wurde, davon wurde sie vergiftet. Nach Absprache mit der Besitzerin gaben wir ihr informiertes Wasser. Da die Katze keine Kraft mehr zum Trinken hatte, gab sie es ihr nur tröpfchenweise. Ich behandelte die Leber. Innerhalb kurzer Zeit kam das Tier wieder zu sich und konnte selbst trinken. Der eintreffende Tierarzt fand heraus, dass die Galle nicht in Ordnung war, und gab daraufhin Tabletten. Zwei Tage später ging es der Katze wieder schlechter. Ich transformierte die Tabletten, die erneute Vergiftung und die Leber. Das neue, individuell für die Katze hergestellte Heilwasser brachte dann die vollkommene Besserung des Gesundheitszustandes.

Zum Abschluss noch eine Begebenheit dazu, wie Pflanzen uns beeinflussen können:

Bevor neue Auszubildende von mir am Menschen arbeiten, fragen sie erst Pflanzen ab. So gab ich einen Rutenkurs und die Teilnehmer erhielten von mir die Aufgabe, zu Hause ihre Wohnung harmonisch, d. h. nach der Rutentestung, ein- bzw. umzuräumen. Dazu gehörte u. a. das Abfragen der Pflanzen: Fühlst du dich hier wohl? Möchtest du woanders stehen? Ist dir dein Nachbar recht? Brauchst du Wasser? Möchtest du umgetopft werden? Brauchst du ein Zeichen? (Mit Zeichen ist bei Pflanzen immer die Blume des Lebens gemeint, weil diese den Pflanzen sehr guttut und als Untersetzer genutzt werden kann.)

Bei einem weiteren Treffen fragte ich die Teilnehmer, ob sie das gemacht hätten und ob es irgendwelche Probleme gab oder sie Fragen dazu hätten. Bei den meisten war alles so weit in Ordnung. Eine Frau hingegen erzählte mir, dass sie anfangs ihre Pflanzen ausgerutet hatte und dabei alles gut lief. Am nächsten Tag wollte sie den Rest der Wohnung „befragen", aber seither machte ihre Rute nichts mehr, keine einzige Bewegung. Wir gingen in die Forschung und erkannten Folgendes: Die Frau hat nicht all ihre Pflanzen befragt, sie hatte eine vergessen. Diese Pflanze war noch dazu eine Hängepflanze – Hängepflanzen ziehen oft Energie. Diese Pflanze war nun so sauer, wütend und enttäuscht, dass sie bewirkte, dass sich die Rute der Frau nicht mehr bewegte. Als wir das erkannt hatten, entschuldigte sie sich – aus der Ferne – bei ihrer Pflanze und versprach ihr, sich noch am gleichen Tag, um sie zu kümmern. Wie aus Zauberhand funktionierte anschließend ihre Rute wieder und wir konnten den Kurs fortführen.

Sie merken anhand solcher Begebenheiten, dass alles um Sie herum schwingt und somit alles miteinander kommuniziert. Es ist also sehr wichtig, mit was Sie sich umgeben und wie Sie mit Ihrer Umgebung umgehen. Wenn Sie liebevoll, respektvoll und voller Dankbarkeit und Achtsamkeit sind, wird diese Schwingung auf Sie zurückgeworfen und Sie können ein harmonisches Leben führen. Das gleiche Prinzip gilt, wenn in Ihrer Umgebung Disharmonien herrschen. Aus diesem Grund gebe ich Ihnen auch am Ende des Buches eine Übung in die Hand, wie Sie Ihre Wohnung harmonisch einrichten können.

Auch der Ausgleich von Elektrosmog durch Sendemasten, 5G, WLAN oder Ähnliches ist möglich. Wenn man nicht weiß, dass WLAN schädlich ist, schützt man sich auch nicht davor. Ich hatte schon viele Klienten in der Praxis mit den unterschiedlichsten Symptomen, besonders Kinder. Für manche Symptome gab es nur eine einzige Ursache – Elektrosmog. Wenn ich dann die Menschen gefragt habe, ob sie nachts ihr WLAN-Gerät ausschalten, sagten sie: „Nein! Warum?"

Weil es schädlich ist! Weil unsere Zellen permanent gegen diese Belastung ankämpfen müssen und dann keine Energie mehr haben, um gegen andere Dinge vorzugehen. Weil der Elektrosmog unsere gesamte Zellkommunikation durcheinanderbringt. Aber gerade nachts sollten unser Körper, unsere Zellen sich erholen können, zur Ruhe kommen dürfen. Lassen wir nachts das WLAN-Gerät an oder schlafen mit unserem Smartphone, kann sich der Körper niemals erholen. Unterschiedlichste körperliche und/oder psychische Probleme können die Folge sein. Aus meiner Beobachtung heraus auch noch Jahre später.

Die einfachste Lösung in diesem Fall ist es die Elektrosmog produzierenden Geräte weitestgehend aus der Wohnung zu entfernen und keine neuen anzuschaffen sowie die vorhandenen Geräte nachts auszuschalten. Gleichzeitig transformiere ich die entsprechenden Geräte. Dies geschieht entweder durch ein Zeichen oder durch energetische Transformation. Anschließend werden die vorher schädlich wirkenden Schwingungen nicht nur neutralisiert, sondern in positiv wirkende Energien umgewandelt.

8. Kapitel: Fazit

„Wenn du das Universum verstehen willst, denke in Begriffen wie Energie, Frequenzen und Schwingungen." Nikola Tesla, Erfinder und Physiker

Die letzten Beispiele sollten dazu dienen Ihnen die Vielfalt der Möglichkeiten meiner Methode nahezubringen. Ich weiß, dass es unvorstellbar ist, dass man mit einer Methode alles beheben kann. Aber vielleicht gelingt es Ihnen, wenn Sie sich die Welt aufgelöst vorstellen: Sie sehen kein Haus mehr, keinen Baum, keinen Menschen, keinen Funkmast, kein Tier – nur die Schwingung bleibt. Können Sie sich das vorstellen, dass Sie anstatt des Hauses die Schwingung des Hauses sehen könnten, anstatt des Baumes die Schwingung des Baumes, anstatt des Funkmastes die elektromagnetische Schwingung und anstatt der Vielzahl der Menschen nur noch deren Schwingungsmuster? Wenn Sie sich das vorstellen können, dann können Sie auch verstehen, warum diese Methode universal einsetzbar ist. Manche Schwingungen passen zusammen, verstärken sich regelrecht, andere passen nicht zusammen und stoßen sich ab, wieder andere sind regelrecht schädlich und machen krank. Zur Unterstützung hierfür hilft es auch, sich zwei Magnete vorzustellen. Entweder stoßen sie sich ab oder sie ziehen sich an. Das ist angewandte Quantenphysik.

Wenn Sie nun wissen, dass alles Schwingung ist und dass Materie nichts anderes als verdichtete Energie bedeutet, dass Schwingungen Informationen mit sich tragen und diese Informationen veränderbar sind, dann können Sie auch verstehen, dass alles veränderbar ist. Dabei spielt es keine Rolle, ob es sich um einen körperlichen Schmerz oder ein psychisches Problem handelt.

Ebenso spielt die „Größe" des zu behandelten Problems keine Rolle. Jemand hat z. B. Schmerzen, weil er Schwermetalle in sich trägt, vorwiegend Quecksilber. Ein anderer mit den gleichen Problemen benötigt eine Anpassung an die aktuelle Erdschwingung. Beide Ursachen können mit unterschiedlichen Möglichkeiten behoben werden.

Bei der energetischen Schwermetallausleitung kann dies so verstanden werden, dass das Quecksilber so negativ auf den Körper einwirkt, dass es umliegende Organe verstrahlt. Ändere ich aber die Information der Schwingung und passe damit die Schwingung dem Körper an, ist das Quecksilber im Körper kein Fremdkörper mehr, sondern schwingt ebenso wie der Körper.

Bei der Erdanpassung hingegen muss mein Körper der aktuellen Schwingung der Erde angepasst werden, da die Erde etwas Natürliches, Gottgegebenes ist. Dies geschieht mit Hilfe von Besprechungsformeln.

Bei unnatürlichen, schädlichen Dingen hingegen führe ich, auch mit Hilfe einer Besprechungsformel, eine Entkopplung der Schwingungen durch.

Alle Möglichkeiten sind vorhanden und können ausgeschöpft werden. Wichtig ist es bei allen Problemen, als Erstes nach der Ursache zu fragen. Meldet sich keine Ursache, so ist sie für diesen Zweck nicht notwendig. Meldet sie sich, können wir bei der Wurzel des Übels mit der Beseitigung beginnen. Dabei wird bei jedem Problem einzeln gefragt, mit welcher Methode es behandelt werden möchte, damit es mit der optimal richtigen Möglichkeit transformiert werden kann.

Ich wünsche Ihnen viel Erfolg beim eigenen Probieren und denken Sie immer daran:

Du kannst alles beeinflussen, denn:

Du bist ein machtvolles, schöpferisches Wesen!

9. Kapitel: Konkrete Tipps und Handlungsanweisungen

Möglicherweise haben Sie bereits während des Lesens die von mir vorgeschlagenen Übungen durchgeführt. Ich möchte Ihnen nun noch zusammenfassende sowie weiterführende Übungen geben.

Als Erstes verweise ich auf das Kapitel 3.3. „Die Einhandrute". In diesem Kapitel beschrieb ich den richtigen Umgang mit der Einhandrute sowie verschiedene Arten von Übungen mit dieser. Ebenso beschrieb ich, wie Sie für andere testen können, und im 4. Kapitel weitere spannende Experimente. Der richtige Umgang mit dem Tensor ist Voraussetzung für weitere Übungen.

Sobald Sie ein deutliches „Ja" und „Nein" bekommen, können Sie sämtliche Dinge des Alltags abfragen. Hilfreich ist dies insbesondere bei Lebensmitteln, Kosmetika und Nahrungsergänzungsmitteln. Hier ist die Vielfalt so enorm, dass eine klare Aussage der Einhandrute, was gut ist und was nicht, was verträglich und was unverträglich wirkt, hilfreich ist. Es gibt so viele Ernährungsratgeber auf dem Markt, dass man den Überblick verlieren kann. Dies bedeutet aber nur, dass in Wahrheit keiner die bestmögliche Ernährungsform kennt, denn sonst würde ja

EIN Ernährungsratgeber reichen. (Gleiches gilt übrigens bei den Erziehungsratgebern.) Fragen Sie aber Ihre Lebens-, Genuss- und Nahrungsmittel mit der Einhandrute ab, bekommen Sie ein klares und vor allem individuelles Ergebnis, ob die Schwingung des Mittels zu Ihnen passt oder nicht. Entsprechend finden Sie die für Sie passgenaue Ernährungsform.

Gleiches gilt bei den Nahrungsergänzungsmitteln. Auch hier gibt es eine Vielzahl auf dem Markt, wobei jedes einzelne wichtig zu sein scheint. Welches Sie nun wirklich benötigen, in welcher Dosis und wie oft, können Sie mit Hilfe des Tensors herausfinden.

Allein diese Abfragemöglichkeiten werden Ihr Leben zum Positiven wandeln. Selbstverständlich können Sie ebenso Ihre Kosmetika, Ihre Bücher, Ihr Waschmittel und beispielsweise Ihre Anziehsachen abfragen. Ebenso aber auch Ihren Schlafplatz, Ihren Arbeitsplatz und sämtliche andere Zimmer. Wenn Sie aufmerksam das Kapitel über die Praxisbeispiele gelesen haben, dann haben Sie gelesen, wie wichtig es ist sich in einer harmonischen Umgebung aufzuhalten. Hierfür möchte ich Ihnen nun eine genauere Anweisung geben:

9.1. Harmonisches Einräumen von Wohnungen

Da jedes „Ding“ aufgrund seiner Schwingungen Intelligenz besitzt, weiß es auch selbst, wo es sich am wohlsten fühlt. So können Sie durch Ihre Wohnung gehen und alles „fragen“: „Fühlst du dich hier wohl?“ Wenn die Rute mit „Ja“ ausschlägt, ist alles gut; bekommen Sie aber ein „Nein“, sollten Sie den passenden Platz suchen. Dies geschieht z. B. mit folgenden Fragestellungen:

- Möchtest du in diesem Raum bleiben?

- Möchtest du noch bei mir bleiben?

- Möchtest du, dass ich dich verschenke?

- Möchtest du weggeworfen werden?

- Liegt es an deinem Nachbarn, dass du dich nicht wohl fühlst?

- Möchtest du an eine andere Wand?

Besondere Erfolge werden hierbei mit Pflanzen erzielt. Innerhalb der Wohnung mit Zimmerpflanzen, außerhalb mit Gartenpflanzen.

- In welchem Zimmer möchtest du stehen?

- Auf welcher Fensterbank?

- Neben welcher Pflanze?

- Brauchst du Wasser?

- Möchtest du umgetopft werden?

- In welchem Teil des Gartens möchtest du eingepflanzt werden?

- Benötigst du wenig/viel Sonne/Wasser?

Wenn Sie dies getan haben, stellen Sie sich in die Mitte des Raumes und fragen ab, ob der Raum jetzt gut / sehr gut / optimal ist. Bei „Ja“ sind Sie fertig. Sollten Sie ein „Nein“ erhalten, fragen Sie ab, wie viele Ursachen es dafür gibt, dass er nicht in Ordnung ist. Zählen Sie langsam mit der Rute oder halten Sie sie nach jeder gesprochenen Zahl an, da Sie sonst möglicherweise eine zu große Zahl erhalten. Wenn Sie nun die Anzahl der Ursachen ermittelt haben, fragen Sie ab, wie viele dieser Ursachen von außerhalb des Raumes kommen und wie viele von innerhalb. Wenn Sie die inneren und äußeren Ursachen addieren, erhalten Sie wieder die Anzahl der Gesamtursachen. Fragen Sie nun ab, um welche Ursachen es sich handelt. Äußere Ursachen können sein: Funktürme, WLAN, andere Arten von Elektrosmog, der Nachbar, geopathische Störfelder, wie Wasseradern, Gitternetze und Verwerfungen, die Erde, auf der das Haus steht, oder Ursachen aus dem Kosmos. Innere Ursachen können ebenso Elektrosmog sein, aber auch sämtliche materielle Dinge, die sich innerhalb des Raumes befinden. Wenn Sie dies nun wissen, sind Sie einen großen Schritt weiter. Ich möchte Ihnen im Folgenden einige erste Handhabungen geben, damit Sie Ihren Raum möglichst störungsfrei bekommen:

Das erste Zeichen ist das **Elektrosmogsymbol**. Versuchen Sie Folgendes: Nehmen Sie Ihr Handy in die linke Hand und halten Sie Ihre Rute darüber. Dabei müssen Sie nichts denken. Im Normalfall schwingt sie negativ. Legen Sie nun das Elektrosmogsymbol auf Ihr Handy und versuchen Sie es erneut. Die Rute sollte ein Positiv anzeigen. Dies bedeutet, dass die schädliche Schwingung des Smartphones durch das Elektrosmogsymbol harmonisiert wurde und neutral bzw. positiv schwingt. So, wie Sie das für Ihr Handy getan haben, können Sie es jetzt für alle elektromagnetischen Geräte tun, die negativ testen. Beispielsweise Ihre Laptops,

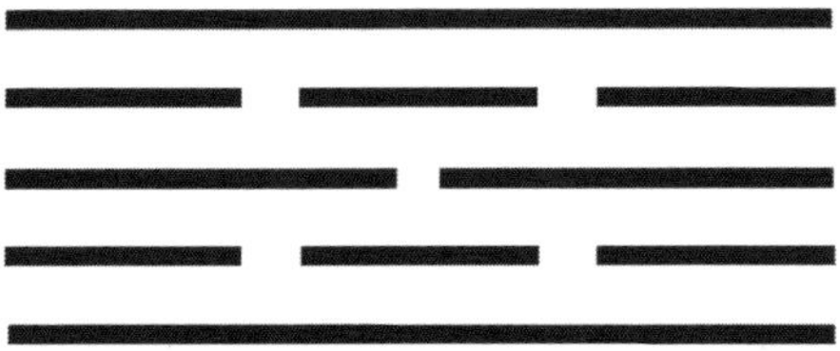

Computer, Fernseher, Radios, Steckdosen, Kühlschränke, Gefriertruhen, Mikrowellen (diese besitzen Sie hoffentlich nicht), Öfen, Babyphone (so etwas benutzen Sie sicherlich nicht, weil Sie wissen, dass jede Mutter spürt, wenn mit Ihrem Kind etwas wäre) und andere Dinge, welche Sie noch besitzen.

Die nächsten Zeichen sind das **gleichschenklige Kreuz** und das **verstärkte gleichschenklige Kreuz**. Beide sind gut für die Wohnraumharmonisierung einsetzbar, aber auch, um jegliche Art von geopathischen Störfeldern zu harmonisieren. Legen Sie es dazu unter Ihr Bett, Ihr Sofa oder wo immer Sie es ausruten, dass dieses Zeichen liegen möchte. Anschließend sollte das geopathische Störfeld harmonisiert sein.

Das wohl bekannteste Zeichen ist die **Blume des Lebens**. Dieses Zeichen ist universal einsetzbar. Jegliche Dinge, die negativ testen, können mit der Blume des Lebens harmonisiert werden. Optimal eignet sie sich auch zur Harmonisierung von Pflanzen. Pflanzen, welche schon fast eingegangen waren, wuchsen wieder mit der Blume des Lebens als Untersetzer. Ebenso sind Elektrosmogharmonisierungen möglich. Fragen Sie einfach das entsprechende Störfeld nach dem bestmöglichen Zeichen, um es zu harmonisieren. Gern wird die Blume des Lebens auch als Getränkeuntersetzer verwendet.

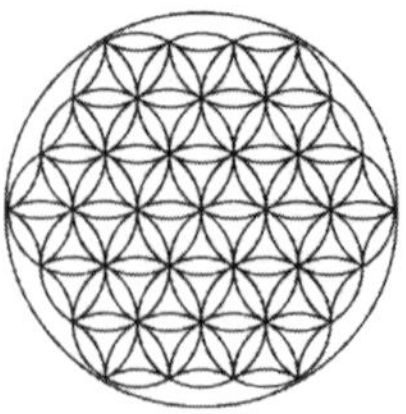

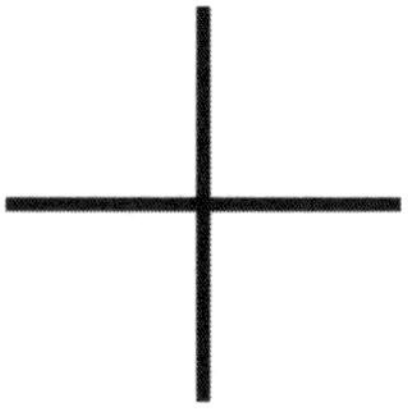

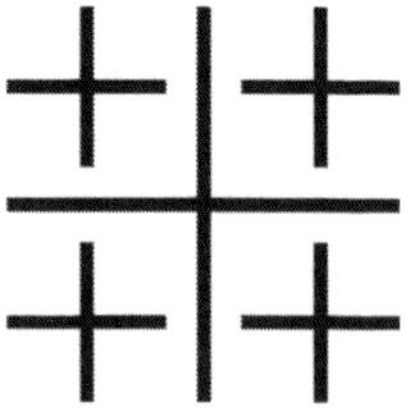

Nachdem Sie Ihren Raum mit Hilfe der Zeichen harmonisiert haben, stellen Sie sich erneut in die Mitte des Zimmers und fragen, ob der Raum nun in Ordnung ist. Ich hoffe und wünschen Ihnen, dass Sie ein „Ja" bekommen. Bei einem „Nein", müssen Sie erneut abfragen, wo die Ursachen liegen.

Ich wünsche Ihnen viel Freude und Spaß beim Harmonisieren Ihrer Wohnung oder Ihres Gartens.

Nachwort

Alles, was genial ist, ist einfach.

Ich habe Ihnen mit diesem Buch aufgezeigt, wie einfach es sein kann, Dinge zu harmonisieren, sie wieder im Gleichklang schwingen zu lassen. Dabei werden physikalische Gesetzmäßigkeiten verwendet, welche wir nicht einmal im Detail kennen müssen. Wir wenden sie einfach an.

Um das Leben einmal aus quantenphysikalischer Sicht zu betrachten, möchte ich Ihnen hier einen Auszug von Harald Lesch mitgeben, welcher im SWR Wissen veröffentlicht wurde:

„Was befindet sich zwischen dem Atomkern und den Elektronen? Nichts außer elektromagnetische Felder. Da ist nichts – nichts außer Feldern. Das ist eine aberwitzige Situation. … Nehmen wir nun ein Wasserstoffatom und sagen wir: Ein Wasserstoffatom sei so groß wie ein Bundesliga-Stadion. Das Elektron saust in seiner innersten Bahn, so nahe es nur irgendwie dem Kern kommen kann, auf dem innersten Tribünenrang im Stadion. Wie groß ist dann ein Atomkern? Ein Atomkern wäre in diesem Stadion-Bild ein Reiskorn am Anstoßpunkt im Mittelkreis. Das heißt, das Elektron rast draußen herum und in der Mitte liegt ein winzig kleines Reiskörnchen. In diesem Reiskörnchen sind 99,99% der Masse des Atoms. Draußen saust das Elektron herum und ist für die entsprechenden chemischen Verbindungen und so weiter zuständig. Und dazwischen: nichts. Das Einzige, was da ist, ist das Kraftfeld, das elektromagnetische Feld, das das Elektron am Kern hält. Denn das Elektron ist negativ geladen, der Atomkern ist positiv geladen. Wir bestehen also eigentlich nur aus Feldern … Wenn diese Atome sich zu Molekülen verbinden, entstehen zum Beispiel Zellen. Und wenn die Zellen sich verbinden, entstehen mehrzellige Lebewesen. Was wir darstellen, ist eine besonders hoch strukturierte Form der Materie, die sich aber letztlich von keiner anderen Materie im Universum unterscheidet – nur durch ihre besondere Form der Verbindung. Deswegen sollte man Leben oder Lebewesen ganz besonders behandeln, denn es ist eine ganz besonders seltene Form der Materie im Universum." (www.swr.de, letzter Zugriff am 17.3.2024, 13.15 Uhr)

Wir bestehen also zu 99,99% aus Energie, wodurch sich im Umkehrschluss ergibt, dass wir nur zu 0,01% aus Materie bestehen. Entsprechend kann jeder für sich überlegen, ob es wirklich immer Sinn macht, ausschließlich unseren materiellen Körper zu behandeln oder ob doch der Universitätsprofessor Dr. Franz Moser recht hatte, als er sagte, dass man die Menschen allein durch Informationsübertragung heilen könne. (Raum&Zeit, Vorwort)

Ich hoffe, dass es mir gelungen ist, mit diesem Buch eine Brücke zwischen der Physik, der Quantenphysik, der Spiritualität und dem ganz „normalen" Leben zu bauen. Eine Brücke, welche alle Menschen nutzen können, um sich selbst in die Heilung zu bringen und ein höheres, göttliches Bewusstsein zu erlangen.

Aber genau hier liegt häufig das Problem. In den Köpfen vieler Menschen gibt es noch diese Trennung zwischen dem „normalen, erfolgreichen" Leben, das auf Macht, Geld, Erfolg und Reichtum basiert und in welchem häufig kein Platz für Gefühle und Emotionen ist, und dem „spirituellen" Leben, bei dem man sich die typisch spirituell ausgerichteten Menschen vorstellt, mit Rastas, bunten Anziehsachen und Joint rauchend über das Leben philosophierend. Doch diese Trennung muss es nicht geben. Es ist beides möglich. Ich bin dafür das beste Beispiel. Gehen Sie Ihrem Beruf nach, tragen Sie die Anziehsachen, die Ihnen gefallen, gehen Sie zum Friseur, Kosmetiker und machen Sie, was immer Sie für Ihr Wohlbefinden tun möchten.

Achten Sie aber gleichzeitig stets auf die Energie, welche Sie umgibt und welche Sie zu sich nehmen. Wir leben in einer Überflussgesellschaft. D. h., Sie können wählen zwischen Produkten, die eine gute, hohe Energie umgibt, und niedrig schwingenden Erzeugnissen. Wir müssen nicht mehr essen, was auf den Tisch kommt. Sollten Sie noch in dieser Glaubensspirale feststecken, muss Ihr Karma überprüft werden.

Achten Sie bei Ihrer Ernährung darauf, nur Dinge zu sich zu nehmen, die anderen Lebewesen keinen Schaden zugefügt haben, um die Angst dieser Tiere nicht mit aufzunehmen. Zur Info: Neben einem großen Egregor (Energieblase) der Angst, welcher sich über Deutschland befindet, kommt die meiste Angst der Menschen vom Fleischkonsum. Unsere Tiere werden von Geburt an so sehr gequält und bis zum Schluss in der Angst gehalten, dass diese sich in jede Zelle ihres Körpers gefressen hat. Fleischkonsumenten essen diese Angst mit.

Gleiches gilt für sämtliche Güter, die Sie sich anschaffen. Auch hier leben wir in einer Überflussgesellschaft. Es ist alles da. Sie können zwischen hochschwingenden und niedrigschwingenden Dingen wählen. Jetzt, da Sie das Ausruten beherrschen, ist es für Sie kein Problem mehr alles auszutesten, bevor Sie es kaufen.

So können Sie Ihr „normales" Leben weiterführen und es gleichzeitig durch die neuen Erkenntnisse der Welt der Schwingungen bereichern. U. a. auch, indem Sie bei Entscheidungsfragen die Rute mit zu Rate ziehen. Sie werden spüren, wie Sie zunehmend in die Eigenverantwortung kommen und vieles immer leichter wird. Umso höher Ihre Schwingung ist, umso leichter wird es. Denn jetzt, wo Sie wissen wie das Universum funktioniert, können Sie es nutzen oder fallen lassen. Es ist Ihr freier Wille.

Es ist mir wichtig gewesen, dieses Buch in der Sprache der Menschen zu schreiben, damit es jeder versteht. Worte sind wichtig und wenn man ein Wort nicht versteht, versteht man die ganzen folgenden auch nicht. Ich möchte, dass Sie jedes Wort verstehen, damit Sie die Methode verstehen und selbst anwenden können.

Die UrLicht9er®-Methode, die Energetische Informationsübertragung, ist es wert, verbreitet zu werden, damit sie so viele Menschen nutzen können wie irgend möglich, und damit unabhängig werden von sämtlichen anderen Verfahren, die nur kommerziellen Interessen folgen. Wir müssen in die Selbstverantwortung kommen.

Wenn Sie sich berufen fühlen, die UrLicht9er®-Methode – Energetische Informationsübertragung selbst lernen zu wollen, freue ich mich über Ihre Rückmeldung.

Ein paar Meinungen von ehemaligen oder derzeitigen Klienten aus der Praxis:

„In einer schwierigen Zeit mit herausfordernden Lebensumständen führte mich meine Suche nach Hilfe zu dir. Du konntest mir in den gemeinsamen Sitzungen nicht nur gesundheitlich weiterhelfen, nein, ich traf auch auf absolutes Verständnis meine Situation betreffen und endlich Heilung. Es ist wirklich unglaublich, mit welch kraftvoller Energie du hier arbeitest und wirkst. Von Herzen Dank für deine Arbeit."

„Eines Abends kam ich spät von der Arbeit nach Hause und hatte großen Hunger.

Also fing ich an mir noch ein Steak zu braten. Ich legte das Fleisch in die Pfanne und beobachte voller Erwartung auf das saftige Steak den Vorgang des Bratens.
Ich hantierte aber noch mit anderen Geräten der Küche rum und passte nicht richtig auf.
Aaaaaauuuuu!!!! 😧😧😧
Aus Versehen fasste ich die Pfanne nicht am Stiel, sondern die heiße Pfanne selbst an.
Das tat sooooo weh! Mit Worten lässt sich das nicht beschreiben, so schlimm war der Schmerz.
Was nun tun? Den Notarzt rufen? Da fiel mir die Frau Goller ein. Ich griff mit der linken Hand zum Smartphone und rief sie an. Nach dem Klingeln ging eine leicht mürrische und verschlafene Stimme ran und sagte: ‚Was ist denn, es ist eine Viertelstunde nach Mitternacht?'
Ich erzählte, was los ist und die Frau Goller fing mit ihrer Behandlung an.
Leider bemerkte ich aber keine wirkliche Besserung und war schon etwas sauer.
Aber wegen der späten Stunde sagte ich nichts und war der Frau trotzdem dankbar.
Mit gewissen Schmerzen in der Hand ging ich zu Bett und dachte erwartungsvoll an den nächsten Tag.
Gegen 6 Uhr wurde ich wach. Nach wenigen Sekunden fiel mir der abendliche Unfall ein und meine Aufmerksamkeit ging sofort zu meiner Hand über. Ich spürte keinen Schmerz! Nur eine etwas erhöhte Wärme in der Handfläche.
Ich traute mich kaum die verbrannte Hand anzusehen … die Hand sah völlig normal aus! 😳
Hä? Die Rutenbehandlung hatte perfekt funktioniert! Wie geht denn das? Da rief ich aus Leipzig eine Frau im Vogtland an, die im verschlafenen Zustand meine verbrannte Hand behandelte und nun ist diese völlig gesund! Wie geht das?

Ich weiß es nicht.
Aber eines weiß ich: Es funktioniert. Und ich danke der Frau Goller und dieser Heilmethode.
Es ist schön, dass es so etwas gibt. 🙏“

„Liebe Mandy, auf diesem Weg einmal ein kurzes Dankeschön. Seit ich bei dir in Behandlung bin, geht es mir stetig besser. Ich kann dich wirklich nur weiterempfehlen und bin dir sehr dankbar für deine Hilfe.“

„Ich heiße Torsten und bin 63. Seit ca. 15 Jahren hatte ich Rückenprobleme. Furchtbar. Man kommt sich vor wie ein alter Mann. Beim Bücken kann man kaum atmen. Oder es tut weh. Oder beides. Um mehr Lebensqualität zu bekommen, ging ich zuerst zum Arzt. Allerdings ohne Erfolg.
Ich ließ mir Massagen verschreiben, kaum Erfolge. Und nach einigen Tagen war alles wieder weg.
Ein Kollege empfahl mir die Frau Goller, sie soll gut sein. Hm. Das sagt jeder von seinen Leuten. Dann fragte ich, wo ihre Praxis ist. Er sagte, sie macht das aus der Ferne. 😳
Aus der Ferne? 😂
Wie soll denn das gehen? Oh Mann, hier laufen Verrückte rum. Aber na ja, probieren kann man es ja mal.
Also rief ich diese Frau Goller an und teilte ihr mein Problem mit. Etwas blöd kam ich mir da schon vor. Was soll diese Frau denn machen können? Mit einer ‚Einhandrute‘. Lach. Oh Mann! Dann sagte sie, dass sie ‚eingeschlossene Emotionen‘ lösen will. Eingeschlossene Emotionen??? Was ist denn das? Das wird ja immer verrückter.
Ich dachte, na gut, wer weiß, was die so täglich raucht. Soll sie ihren Spaß haben.
‚Ja, machen Sie mal‘, sagte ich zu ihr und konnte mir ein Feixen nicht unterdrücken.

Dann fing sie an. Natürlich merkte ich nichts. Wie auch? Ist doch alles Schwachsinn.
Doch nach ca. 10 Minuten wurde die Stelle an meiner Wirbelsäule, wo es immer weh tat, warm.
Und plötzlich wurde es immer wärmer. Und der Rücken entspannte sich immer mehr. Es war ein unglaubliches Gefühl. Ich war total erstaunt. Wie soll das gehen?
Aber im Laufe der nächsten Minuten wurde mein Rücken immer beweglicher.
Ich fasste es nicht.
Hatte die Frau mit ihrer komischen Rute doch Recht? Anscheinend.
Die Ergebnisse sprachen dafür.
Aber wie funktioniert das? Ich weiß es nicht.
Aber eines weiß ich: Es funktioniert.
Und ich kann diese Frau nur empfehlen. Wir sind alle zu materialistisch erzogen. Diese Behandlung beweist das."

„Mandy, dank deiner energetischen Hausreinigung bei uns zuhause kann ich mich endlich wohl fühlen und habe nun nach so langer Zeit auch endlich das Gefühl angekommen zu sein. Auch gesundheitlich bemerke ich bereits wesentliche Veränderungen und schlafe seitdem endlich durch. Vielen Dank!

Ich lernte Frau Goller über eine Bekannte kennen. Diese traf Frau Goller auf einer Heilermesse und dachte, dass dies auch für mich interessant sein könnte.
Zuerst war ich sehr skeptisch, weil meine Bekannte etwas von Einhandrute erzähle. Das war mir sogar unsympathisch, weil mir das zu verrückt und spinnig vorkam. Aber trotzdem war ich etwas neugierig und eine innere Stimme sagte mir: Mach das.

So rief ich die Frau Goller an und stellte den Kontakt her. Ich ahnte da noch nicht, wie dringend sie mir schon am nächsten Tag helfen würde.
Am Abend rutschte ich in meinem Bad auf den Fliesen leicht aus und merkte, dass im Steiß etwas nicht stimmte. Weil das aber nur geringfügig war, beachtete ich die Sache nicht weiter.
Am nächsten Morgen wachte ich früh auf und wollte auf Toilette gehen. Es ging aber nicht. Der Unterleib war derartig steif, dass ich mich gar nicht bewegen konnte, geschweige denn aufstehen. Ich bekam Panik. Was ist denn jetzt los? Dazu kam noch, dass ich auf Toilette etwas Großes erledigen musste, aber nicht aufstehen konnte.
Was mache ich jetzt? Krankenwagen rufen? Und ein Schlüsseldienst macht die Tür auf? Oh Gott.
Da fiel mir von gestern Abend die Frau Goller ein.
Ich griff zum Telefon und rief sie an. Mir war das peinlich, weil es Sonnabend früh gegen 6 Uhr war. Aber die Frau Goller war schon auf und ging ran. Ich erzählte, was Sache ist, und fragte, ob sie mir helfen könnte.
Sie sagte ja.
Nun war ich gespannt. Wie soll das aus der Ferne gehen? Ich hörte sie was von den Lendenwirbeln erzählen und welchen Vektor sie haben. Hm. Vektor? Hä? Macht die jetzt Geometrie? Ich kapierte nix.
Aber plötzlich merkte ich, wie es im Lendenwirbelbereich knackte und arbeitete. Und das Wichtigste: Der Rücken wurde lockerer. Dann kam der nächste Lendenwirbel dran und nach ca. 5 Minuten war sie fertig.
Ich glaubte es kaum – ich konnte aufstehen!!! Ich hätte vor Freude jauchzen können.
Natürlich war der Hexenschuss noch nicht weg. Normal laufen konnte ich noch nicht. Das dauerte noch ca. 2 Wochen. Aber

ich konnte aufstehen und rumlaufen, wenn auch mit gebücktem Rücken.
Aber ich fragte mich: Wie kann das sein? Wie funktioniert das? Jedenfalls war ich unendlich glücklich, dass ich diese Frau mit ihrer hoch wirkungsvollen Methode kannte und dass es mir sehr geholfen hatte."

„Liebe Mandy, mein Leben lang fühlte ich mich immer wieder fehl am Platze, allein und nie wirklich irgendwo richtig wohl. Die ganze Zeit fragte man sich, was mit einem denn nicht stimmt. Bis zu dem Zeitpunkt, als du die Ahnenbefriedung bei mir durchführtest, war mein Leben wirklich sehr oft mehr als herausfordernd. Seitdem sind bereits einige Monate vergangen und so viel durfte sich inzwischen bereits ändern. Schon kurz danach hatte ich ein Gefühl der Erleichterung, wenngleich auch viele schmerzhafte Dinge dadurch ans Licht kamen und sich bestätigten, bin ich unendlich dankbar für deine Arbeit. Diese Ahnenarbeit und die Aufstellungen hatten nicht nur Einfluss auf meine Familie, in welcher sich inzwischen auch merkbare Veränderungen einstellten, sondern wirklich auf mein gesamtes Umfeld, Freunde, meine Arbeit, meine Beziehung, ja wirklich mein ganzes Leben, sogar mein Kind fühlt sich seither freier, leichter und unbeschwerter. Jetzt kann ich endlich beginnen ich zu sein, so verrückt das auch klingen mag. Nie hätte ich gedacht, dass dies wirklich so viel Einfluss auf uns nimmt. Ich kann wirklich nur jedem empfehlen diesen Schritt zu gehen. 1000 Dank für dein Wirken und Sein, du bringst so viele positive Veränderungen!"

„Ich kann dich jedem nur uneingeschränkt empfehlen. Deine Arbeit ist wirklich sehr effektiv und hat mir geholfen einige Dinge in meinem Leben zu ändern beziehungsweise aufzulösen, welche bereits zu körperlichen Symptomen geführt hatten. Du nimmst dir immer Zeit und gehst der Ursache der Dinge und Probleme auf den Grund. Ich fühle mich bei dir super gut aufgehoben und verstanden und mein gesundheitlicher Zustand hat sich wirklich mehr als verbessert. Danke!“

Danksagung

An dieser Stelle möchte ich mich bei allen Personen bedanken, die auf unterschiedliche Art und Weise zum Gelingen dieses Buches beigetragen haben.

Hier möchte ich an erster Stelle meine Familie nennen, welche mich mit viel Geduld immer unterstützt. Dabei meine ich meinen lieben Mann Enrico genauso wie meine Kinder Sandro, Jil-Rosalie und Johnny-Pierre, die immer dann auf mich verzichten mussten, wenn ich am Buch gearbeitet habe. Ein weiterer Dank geht an meine Mutter Monika. Nur durch sie bin ich überhaupt auf diese Methode aufmerksam geworden und so weit gereift, dass ich dafür offen war.

Bedanken möchte ich mich bei allen, die mich unbewusst auf den Weg gebracht haben, wie den Depeschen-Verfasser Michael Kent oder meine liebe Hebamme Sabine Veit, ebenso wie viele gute Nachbarn und Freunde.

Mein Dank gilt selbstverständlich meinen Ausbildern Johanna Gräf-Petzold und Hans Pollin ebenso wie Layena Bassols Rheinsfelder, die durch ihre Arbeit die Methode erst verbreitete.

Ich danke all meinen Klienten dafür, dass ihr meine Hilfe in Anspruch genommen habt, ich danke euch für euer Vertrauen in mich und meine Methode. Ebenso danke ich allen Absolventen, die bei mit die Ausbildung gemacht haben.Ihr tragt diese Methode bereits in die Welt und verhelft den Menschen auf sanfte Art und Weise zur Gesundheit. Macht weiter so!

Besonders erwähnenswert ist hierbei Mandy Meier, weil sie diejenige war, welche mich überhaupt darauf gebracht hatte mein Wissen weiterzugeben, meinen Dozenten zu machen und sie war die erste, die ich ausgebildet hatte.

Ebenso wichtig ist aber auch meine erste Gruppe, die ich in der UrLicht9er®-Methode ausbildete – Sindy Haupt, Mandy Spranger, Peter und Konstanze Keller und Diana Schirrmeister. Ihr habt die Methode von Anfang an verstanden und wie einen Schwamm aufgesaugt. Inzwischen seid ihr die ersten UrLicht9er®-Praktiker, weil ihr sie, genauso wie ich, praktisch anwenden könnt.

Ein großes Dankeschön geht an all meine Mitstreiter, die mich schon so viele Jahre begleiten. Gemeinsam gestalten wir den Stammtisch, den Heilkreis und den Videoabend. Ihr seid immer wieder meine „Gegentester" wenn es etwas neues in der geistigen oder göttlichen Welt gibt. Ebenso wie ihr selbst stetig neues einbringt. Nur durch euch konnte diese Methode so wachsen. Besonders erwähnenswert sind hierbei Kerstin Hennig und Anja Greiner-Adam, bei denen man sich ebenso beraten lassen kann wie bei mir. Desweiteren Elke, Gabriele, aber auch Heidrun und Horst-Günther.

Ein ganz besonderer Dank gilt Katrin Lambert und Sabine Hattenkerl. Katrin, du warst diejenige, die mich dazu gedrängt hat, dieses Buch zu verfassen. Ohne euer Zutun wäre es wahrscheinlich nie entstanden. Habt Dank dafür! Ebenso wart ihr es, die es gestaltet und immer wieder Korrektur gelesen habt. Genauso wie ihr sämtliche Arbeitsmittel neu überarbeitet und gestaltet habt. Ihr seid die Ersten, die ich als Dozenten ausgebildet habe und somit dürft ihr ausbilden und die wunderbare UrLicht9er®-Methode, die Energetische Informationsübertragung, unter die Menschen bringen. Ich wünsche euch dabei genauso viel Spaß, Freude und Erkenntnisse, wie ich bei jeder Ausbildung habe.

Glossar

Aura: Energiekörper des Menschen, der ihn umgibt. Für fühlende Menschen ist die Aura wahrnehmbar, fühlbar oder sichtbar. Es gibt verschiedene Auraschichten. Alles, was ist, hat eine Aura, wenn auch mit einer unterschiedlichen Anzahl von Auraschichten.

Besetzungen: Dies sind äußere Einflüsse, wenn ein Mensch, ein Tier oder ein anderer lebender Organismus durch andere Energiewesen besetzt ist, auch Anhaftungen genannt. Diese Besetzungen ziehen immer Energie.

Besprechungsformel: Gut ausgewählte Sätze mit positiv wirkenden Worten, welche man spricht, um ein Problem aufzulösen.

Beziehungstest: Es gibt verschiedene Möglichkeiten etwas auszutesten. Die bekanntesten sind der Qualitätstest, die Abfrage über Ja-Nein-Antworten und der Beziehungstest. Hierbei stehen sich zwei Menschen gegenüber, die Rute wird in die Mitte gehalten mit dem Auftrag: „Beziehungstest bitte!". Entweder sie schwingt nun anziehend = harmonisch oder disharmonisch = trennend. Den Beziehungstest kann man auch mit allen anderen Produkten durchführen.

Dissonanz:	Trennung Ihre Schwingungsfrequenz und die des zu testenden Produktes, Menschen etc. passen nicht zusammen. Es besteht Unstimmigkeit.
Gehirnhemisphäre:	Wir haben zwei Gehirnhemisphären, sprich Gehirnhälften, die rechte und die linke. Beide haben unterschiedliche Funktionen, sollten aber miteinander verbunden sein.
Informations-übertragung:	Informationen werden von einem Medium auf ein anderes übertragen, z. B. von Heilsteinen auf Wasser oder von einer geschriebenen Information auf Wasser. Es ist der Austausch von Informationen.
Lichtquanten:	Die für uns größte natürliche Lichtquelle ist die Sonne, welche uns permanent mit Lichtquanten versorgt. Diese Lichtquanten sind für uns und alles Lebendige auf der Erde lebensnotwendig, weil jede Zelle unseres Körpers von Licht gesteuert und ernährt wird.
Links-rechts-Effekt:	Die Informationen fließen im Körper bevorzugt von links nach rechts. Von daher ist die linke Seite die aufnehmende, die rechte die abgebende. Bei Linkshändern ist dies umgekehrt.
Matrix:	Eine virtuelle Realität, die unser alltägliches Leben simuliert.

Morphogenetisches Feld:	Ist nach dem britischen Biologen Rupert Sheldrake ein hypothetisches Feld, das für die Entwicklung von Strukturen verantwortlich sein könnte. (http://de.m.wikipedia.org/wiki/Morphisches-Feld, Zugriff am 25. Oktober 2022, 20.43 Uhr)
Selbst-Sabotage:	Aufgrund der Erziehung, Erfahrungen, Erlebnissen oder anderer Ursachen kann es dazu kommen, dass man sich selbst sabotiert. Dies gilt in vielen Bereichen, z. B. in der Liebe, im Beruf, beim Geld, in der Gesundheit usw. Man behindert dann selbst seinen eigenen Erfolg oder bekämpft diesen unbewusst sogar.
Qualitätstest:	Der Qualitätstest bezieht sich auf den Vektorenkreis. Dies kann man sich vorstellen wie eine Skala von 1 bis 8. Je nach Schwingungsverhalten wird somit die entsprechende Qualität des abgefragten Produktes angezeigt.
Ur-Licht-Quelle:	Der wahre Schöpfer.
Ursachenforschung:	Ohne die wahre Ursache zu kennen, ist es so gut wie unmöglich ein Problem, ob körperlich, psychisch oder emotional, nachhaltig zu lösen. Die Arbeit mit dem Tensor ermöglicht es uns, die Ursache über die vorhandene Schwingungsfrequenz sichtbar zu machen.

Vektorenkreis: Hier wird der Zusammenhang zwischen dem jeweiligen Rutenausschlag der Schwingung und dem dazugehörigen Heilzeichen erklärt. Es gibt einzelne Grade der Schwingungsverschiebung, die den Gesundheitszustand oder die Verträglichkeit von Dingen anzeigen. All diese Grade in einem Kreis zusammengefasst ist der Vektorenkreis.

Quellen

Albert Zink, Europäische Akademie Bozen, Institut für Mumien und den Iceman

Engeltherapie-thomke.de
(letzter Zugriff am 17.3.2024, 21.10 Uhr)

Erfahrungen einer Rutengängerin, Geobiologische Einflüsse auf den Menschen, Käthe Bachler, Verlag Veritas

Geistwesen und ihr Einfluss auf unser Leben, Prof. h. c. Manfred Kramer, Amadeus Verlag

Handbuch für Götter, 2021, Jan van Helsing

Heilen mit Zeichen, 1. Auflage 2012, Layena Bassols Rheinfelder und Klaus Jürgen Becker

hp-hypnose.de (letzter Zugriff am 15.3.2024, 22.10 Uhr)

http://de.m.wikipedia.org
(letzter Zugriff am 16.3. 2024, 15.15 Uhr)

http://de.m.wikipedia.org/wiki/Morphisches-Feld
(letzter Zugriff am 17.3. 2024, 19.30 Uhr)

http://idw-online.de/de/news391
(letzter Zugriff am 15.3.2024, 14.10 Uhr)

https://mindspectra.de/wissenschaft/rupert-sheldrake/index.php (letzter Zugriff am 1.5.2024, 15.00 Uhr)

http://studyfix.de/ingenierwissenschaften/doppelspaltexperiment-durchführung-und-beobachtungen-1945 (letzter Zugriff am 8.5.2024, 15.10 Uhr)

http: www.derstandard.de/story/2000064302995/wie-unsere-erfahrungen-als-ungeborene-unser-leben-praegen (letzter Zugriff am 17.3.2024, 14.30 Uhr)

http://www.Deutschlandfunk.de/neues-von-der-gletschermumie-hatte-oetzi-bauchschmerzen-100.html, 2016 (letzter Zugriff am 08.01.2024, 21.10 Uhr)

https://www.deutschlandfunknova.de/beitrag/gletschermumie-oetzis-therapeutische-tattoos (letzter Zugriff am 8.1.2024, 19.10 Uhr)

http://www.dielichttrainer.de (letzter Zugriff am 15.3.2024, 14.30 Uhr)

http://www.drhdl.de, aus dem Werk „Goethe und die Wünschelrute" von Dr. Hans-Dieter Langer, Niederwiesa (letzter Zugriff am 9.6.2024, 12.45 Uhr)

https://www.elvari.de (letzter Zugriff am 9.5.2024, 13.13 Uhr)

https://www.fuehren-und-wirken.de/ (letzter Zugriff am 1.3.2024, 22.20 Uhr)

http://www.goaravetisyan.ru (letzter Zugriff am 5.1.2024, 19.05 Uhr) http://www.mediation-konfliktklaerung.de/neue-homoeopathie-nach-erich-koerbler-arbeiten-mit-der-einhandrute (letzter Zugriff am 10.10.2023, 19.05 Uhr)

https://www.natur-wissen.com/neue-homoeopathie/erich-krbler/ (letzter Zugriff am 28.2.2024, 9.30 Uhr)

https://www.paracelsus.de/magazin/ausgabe/201105/praneohom-heilen-mit-zeichen (letzter Zugriff am 28.2.2024, 9.30 Uhr)

https://www.youtube.com/@indigofacts (letzter Zugriff am 8.3.2024, 20.00 Uhr)

thevaticantickets.com (letzter Zugriff am 8.3.2024, 18.50 Uhr)

https://de.m.wikipedia.org (letzter Zugriff 1.5.2024, 21.00 Uhr)

https://www.sein.de (letzter Zugriff am 8.5.2024, 19.10 Uhr)

Instinktbasierte Medizin, Leonard Coldwell, Jim Humble Verlag, 4. Druckauflage 2021

Online-Lexikon für Psychologie und Pädagogik (letzter Zugriff am 8.5.2024, 15.50 Uhr)

Raum & Zeit Spezial 3, 19. neu bearbeitete und aktualisierte Auflage, Die Sprache der Natur verstehen

Stallgeflüster.de (letzter Zugriff am 1.5.2024, 20.00 Uhr)

Wörterbuch von Oxford Languages (letzter Zugriff am 1.5.2024, 20.20 Uhr)

www.biophotonen.org/was_sind_biophotonen.html) (letzter Zugriff am 1.5.2024, 19.30 Uhr)

www.derstandard.at (letzter Zugriff am 28.2.2024, 10.30 Uhr)

www.spiegel.de/wissenschaft/mensch/biophotonen-das-raetselhafte-leuchten-allen-lebens-a-370918.html (letzter Zugriff am 26.3.2024, 8.15 Uhr)

www.swr.de (letzter Zugriff am 17.3.2024, 13.15 Uhr)

Abbildungsnachweise

Bild 1 Eigenaufnahme meiner eigenen Einhandrute

Bilder 2–3 Eigenaufnahmen vom Bemalen mit Zeichen auf den Körper

Bilder 4–8 Eigenaufnahmen der Ötzi Mumie aus dem Südtiroler Archäologiemuseum in Bozen

Bilder 9–10 Wasserkristalle nach Emoto; links mit positiver Energie bespieltes Wasser, rechts mit negativer Energie; Fotoerlaubnis: misterwater.eu

Bild 11 Links-rechts-Effekt des Körpers, angefertigt von Katrin Lambert; Erlaubnis: Katrin Lambert

Sämtliche Abbildungen oder Zeichnungen stammen von Katrin Lambert oder Sindy Haupt. Von beiden liegen die Zustimmungen zur Veröffentlichung vor.

Die Klientenstimmen wurden von ehemaligen und aktuellen Klienten extra für dieses Buch verfasst. Sie geben die Meinung der Klienten wieder.

LESETIPP!

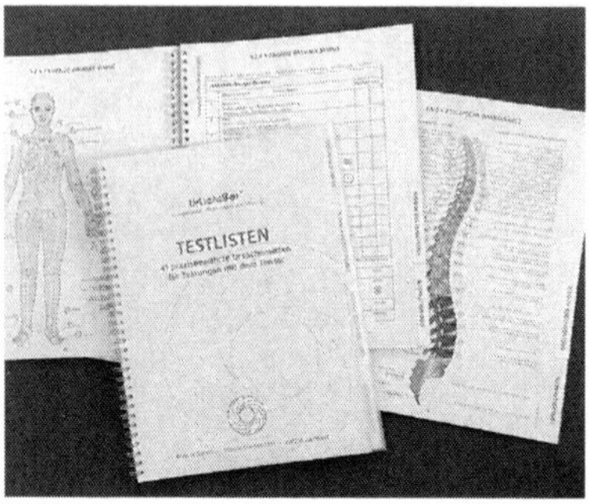

Mandy Goller · Sabine Hattenkerl · Katrin Lambert
UrLicht9er® Testlisten – Ursachenforschung

83 Seiten
22,5 x 30 cm
Arbeitsbuch in Spiralbindung
39,– € (D)

Zu bestellen unter: urlichtneuner.de/shop/

Die zeitlichen und räumlichen Ebenen der Ursachen sind so vielfältig wie die Symptome. Ohne sie zu kennen, ist es so gut wie unmöglich, die Herausforderungen zu lösen.
Ursachenlisten sind neben der Einhandrute eines der wichtigsten Werkzeuge bei der Arbeit mit der UrLicht9er® Methode.
Basierend auf Erfahrungen, Erlebnissen und Recherchen der Autorinnen wurden diese ständig erweitert und so ist ein völlig neues Werk mit 41 Listen entstanden, die sehr tief ins Detail gehen.
Die ästhetische Gestaltung nach den Prinzipien der heiligen Geometrie erleichtert den Zugang auf der energetischen Ebene und das absichtslose Testen, da es das Lesen der einzelnen Themen unnötig macht. So lassen sich die Ursachen systematisch austesten und dann gemäß den eigenen Methoden oder Werkzeugen harmonisieren.

Grundlage für die Anwendung dieses Werks ist das sichere Testen mit dem Tensor (Einhandrute) oder dem Pendel.

Dies ist das Werk von Mandy Goller und ihren ehemaligen Schülerinnen, nun auch Ausbilderinnen, der UrLicht9er® Methode Sabine Hattenkerl und Katrin Lambert. Veränderte Zeiten bringen immer wieder neue Ursachen hervor, die die Praktikerinnen gemeinsam katalogisiert haben.

UM EINE URSACHE ZU FINDEN, MUSS SIE BENANNT WERDEN.

LESETIPP!

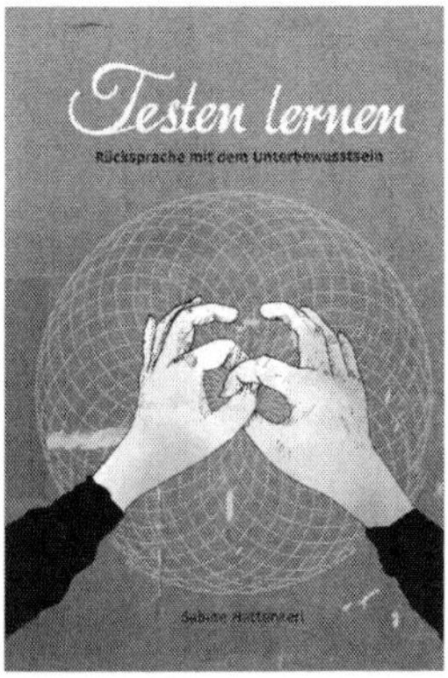

Sabine Hattenkerl
Testen lernen
Rücksprache mit dem Unterbewusstesein

52 Seiten
14,8 x 21 cm
Softcover
ISBN: 978-3-384-18472-6
14,99 € (D)

Testmethoden mit dem eigenen Körper oder den Hilfsmitteln Tensor und Pendel sind schnell und einfach zu erlernen.

Dieses Buch stellt auf eine sehr anschauliche Weise, liebevoll illustriert, 10 Methoden vor und gibt wertvolle Tipps zu Verständnis, Grundlagen, Anwendungsbeispielen und möglichen Fragen.
Durch die Beschäftigung mit diesen Techniken eröffnen sich neue Dimensionen in der Wahrnehmung der eigenen Körperreaktionen.
Mit etwas Übung lernt es sich sehr gut damit umzugehen und schärft die Intuition.
Dies ist ein sehr wichtiger und wohltuender Schritt zu mehr Selbstbestimmung.

Sabine Hattenkerl entdeckte 2015 durch Zufall in einem Schaufenster ein Plakat zu einem Ruten-Workshop mit Mandy Goller. Da sie gerade eine Lösung zur Linderung ihrer Elektrosensibilität suchte, meldete sich sofort an und erfuhr schon kurz danach eine vollständige Heilung. Daraufhin erlernte sie bei Mandy Goller die UrLicht9er® Methode, als Pratizierende und seit 2022 auch als Ausbilderin. Inzwischen liegt ihr Schwerpunkt darin, dieses Wissen in Form von Kursen und Büchern weiterzugeben.

TESTEN SOLLTE JEDER KÖNNEN!